Lo que debe saber

antes

de convertirse en

Auxiliar de enfermería

en

cuidados intensivos

MARTIN STERLING

Índice

Introducción: el papel clave del auxiliar de enfermería de cuidados intensivos   17

Una función primaria en un servicio vital   18

- ○ Definición del auxiliar de cuidados intensivos.   18

- ○ Presentación del contexto específico de los cuidados intensivos.   19

- ○ Interdisciplinariedad: trabajar con médicos, enfermeros y otros profesionales de la salud.   22

La importancia de las personas en un contexto de alta tecnología   24

- ○ El aspecto relacional: paciente y familia.   24

- ○ Gestión de las emociones y el estrés en un departamento de alta presión.   27

Capítulo 1: Entender los cuidados intensivos

Capítulo 1: Entender los cuidados intensivos   31

Definición y objetivos de los cuidados intensivos   32

- Historia de los cuidados intensivos.   32

- Objetivos principales: vigilar, estabilizar e intervenir rápidamente.   35

Organización de la Unidad de Cuidados Intensivos   38

- Los distintos niveles de cuidados intensivos (UCI, reanimación, etc.).   38

- Diferencias con otros servicios hospitalarios (urgencias, cirugía).   41

- Equipamiento tecnológico: monitores, ventiladores, bombas de infusión.   44

Patologías comunes en cuidados intensivos   47

- Sepsis, politraumatismo, insuficiencia respiratoria, insuficiencia cardíaca.   47

- Tratamiento de urgencia: shock séptico, parada cardiaca, dificultad respiratoria aguda.   51

- Multidisciplinariedad en el manejo de pacientes críticos.   54

Capítulo 2: Vida cotidiana del Auxiliar de Enfermería de Cuidados Intensivos

Capítulo 2: Vida cotidiana del Auxiliar de Enfermería de Cuidados Intensivos — 59

Cuidados básicos: una experiencia necesaria — 60

- ∘ Higiene y confort en situaciones críticas. — 60
- ∘ Prevención de escaras y movilización frecuente. — 62
- ∘ Control de las constantes vitales: tensión arterial, saturación de oxígeno, temperatura. — 65

Trabajo en colaboración — 68

- ∘ Interacción con el personal de enfermería: seguir instrucciones, transmitir información crucial. — 68
- ∘ Participar en el manejo de pacientes intubados y ventilados. — 71
- ∘ Gestión del equipo médico: ayuda en la preparación, el mantenimiento y la desinfección. — 74

Gestión de situaciones de emergencia — 77

- ∘ El papel del auxiliar de enfermería en la reanimación cardiopulmonar. — 77
- ∘ Adaptar su consulta a una situación cambiante. — 80
- ∘ Reaccionar ante un rápido deterioro del estado del paciente. — 82

Capítulo 3: Habilidades técnicas y acciones específicas en cuidados intensivos 87

Movimientos técnicos bajo supervisión 88

- ◦ Ayuda para la colocación de sondas, sondas urinarias y sondas nasogástricas. 88

- ◦ Gestión de drenajes y apósitos complejos. 91

- ◦ Asistencia en la toma de muestras de sangre y otras pruebas diagnósticas. 94

Monitorización constante del paciente crítico 97

- ◦ Reconocer los signos de dificultad respiratoria, hemodinámica o neurológica. 97

- ◦ Interpretar las constantes vitales y los signos clínicos bajo la supervisión del personal de enfermería. 100

- ◦ Gestionar la comunicación con los médicos y el resto del equipo ante cambios rápidos en el estado del paciente. 103

Protocolos de higiene y asepsia en cuidados intensivos 106

- ◦ Prevención de las infecciones nosocomiales. 106

∘ Cumplimiento de protocolos estrictos de asepsia. 109

∘ Mantenimiento de dispositivos médicos invasivos: catéteres, drenajes, sondas. 113

Capítulo 4: El enfoque psicológico y emocional en cuidados intensivos 117

El auxiliar de enfermería ante la angustia del paciente 118

∘ Adaptación a pacientes conscientes e inconscientes. 118

∘ Tratamiento del dolor y consuelo emocional. 121

∘ Escucha activa y empatía a la cabecera de los pacientes críticos. 124

Apoyo a la familia del paciente 127

∘ Acoger e informar a las familias: apoyo sin diagnóstico. 127

∘ El papel de mediador entre el equipo asistencial y los familiares. 130

∘ Tratar las emociones intensas de las familias: ansiedad, ira, dolor. 133

Capítulo 5: La comunicación en cuidados intensivos: Un arte delicado 137

Comunicación con el equipo de enfermería 138

    ◦   Transmisión de información: 138
briefing y debriefing al principio y
al final del turno.

    ◦   La importancia de unas   141
instrucciones claras y una
comunicación rigurosa.

Noticias de Breaking Bad   144

    ◦   Cómo tratar a la familia en una   144
situación de crisis o al final de la
vida.

    ◦   Estrategias para mantener una   147
actitud empática y respetuosa.

    ◦   Gestión de problemas complejos e   149
incertidumbre médica.

Comunicación no verbal con el paciente   152
inconsciente

    ◦   La importancia del abordaje,   152
incluso en pacientes inconscientes.

    ◦   Gestos y actitud a adoptar a la   156
cabecera del paciente en cuidados
intensivos.

Capítulo 6: Seguridad en cuidados   161
intensivos

Prevención de infecciones   162

○ Precauciones estándar y específicas: protegerse a sí mismo y a sus pacientes. 162

○ La higiene de las manos: un factor clave en la prevención de las infecciones hospitalarias. 165

○ Protocolo para pacientes portadores de enfermedades contagiosas (aislamiento, precauciones adicionales). 168

Seguridad en la movilización de pacientes 171

○ Técnicas de movilización seguras para pacientes intubados, ventilados o con dispositivos invasivos. 171

○ Prevención de caídas y accidentes durante las transferencias. 175

○ Protección del personal contra las lesiones musculoesqueléticas: buenas prácticas ergonómicas. 178

Gestión de riesgos de la medicación 181

○ Garantizar la administración segura de los medicamentos. 181

○ Verificación y doble comprobación de las dosis críticas. 185

○ Errores que deben evitarse y precauciones específicas en cuidados intensivos. 188

Capítulo 7: Cuidados paliativos en cuidados intensivos   193

Entender los cuidados paliativos en la Unidad de Cuidados Intensivos   194

- ◦ La diferencia entre reanimación y cuidados paliativos.   194

- ◦ Cuándo y cómo pasar de la reanimación a los cuidados paliativos.   196

- ◦ El papel del asistente en esta transición.   200

Apoyo al final de la vida   203

- ◦ Ofrecer consuelo a los pacientes al final de su vida.   203

- ◦ Apoyar a la familia en los últimos momentos: escuchar y estar presente.   205

- ◦ Gestión de las emociones ante la muerte: cómo los cuidadores pueden protegerse y gestionar su propio estrés emocional.   208

Ética en los cuidados paliativos   211

- ◦ Los dilemas asociados a la interrupción del tratamiento y la limitación de los cuidados.   211

- ◦ Implacabilidad terapéutica frente a apoyo al paciente.   215

◦ Decisiones compartidas con la familia y el equipo médico.   217

Capítulo 8: Las especificidades de los cuidados intensivos pediátricos   221

Las peculiaridades del cuidado del niño crítico   222

◦ Diferencias fisiológicas y psicológicas en el cuidado de los niños.   222

◦ Tratamiento del dolor y la ansiedad en niños ingresados en cuidados intensivos.   226

El papel de los padres en el cuidado de los niños   230

◦ Trabajar en equipo con la familia: la importancia de la participación de los padres.   230

◦ Apoyar a los padres en un momento de angustia.   235

Patologías comunes en cuidados intensivos pediátricos   239

◦ Enfermedades respiratorias, infecciones graves, accidentes graves.   239

◦ Tratamiento de lactantes y niños pequeños en cuidados intensivos.   244

Capítulo 9: Las especificidades de los cuidados intensivos geriátricos — 249

Los retos de atender a pacientes ancianos en cuidados intensivos — 250

- ○ Complicaciones propias de la vejez (fragilidad, polipatología, vulnerabilidad). — 250

- ○ Adaptar los cuidados intensivos a las necesidades de las personas mayores. — 254

Cuestiones éticas al final de la vida de los pacientes ancianos — 260

- ○ Anticiparse a las decisiones sobre el final de la vida de los ancianos en cuidados intensivos. — 260

- ○ Trabajar con la familia y el paciente para respetar sus deseos. — 265

Conclusión: La vocación del auxiliar de enfermería de cuidados intensivos — 271

- • Revisar la importancia de la función del auxiliar de cuidados en el equilibrio del equipo asistencial. — 272

- • Animar a las nuevas generaciones a formarse y desarrollarse en esta especialidad exigente y gratificante. — 276

- • Abrir perspectivas sobre la evolución futura de la profesión. — 281

« Los cuidados intensivos son mucho más que un entorno altamente técnico; son un lugar donde la vida pende de un hilo, donde cada gesto cuenta y donde la humanidad del cuidador se revela en su capacidad para ofrecer consuelo y esperanza, incluso en los momentos más críticos. »

Introducción

El papel clave del auxiliar de cuidados intensivos

Una función primaria en un servicio vital

○ Definición del auxiliar de cuidados intensivos.

El auxiliar de cuidados intensivos ocupa una posición central en el equipo asistencial, en un entorno en el que cada segundo cuenta. Este profesional sanitario, a menudo considerado como un apoyo esencial para enfermeros y médicos, desempeña un papel más amplio y complejo de lo que podría imaginarse. Trabajando en el corazón de un departamento en el que las competencias técnicas y la vigilancia son constantes, el auxiliar de enfermería es un pilar esencial para garantizar una atención de calidad a pacientes que a menudo se encuentran en situaciones críticas, entre la vida y la muerte.

Su principal misión es garantizar el confort y la higiene del paciente, tareas que pueden parecer básicas pero que, en cuidados intensivos, adquieren una dimensión especialmente vital. La higiene es algo más que el mantenimiento físico, forma parte de una estrategia para prevenir las infecciones nosocomiales, que pueden ser devastadoras en este tipo de salas. Cada movimiento es preciso, cada contacto calculado para evitar cualquier riesgo de contaminación.

Sin embargo, los auxiliares de cuidados intensivos no se limitan a las llamadas tareas "básicas". Son observadores atentos, entrenados para detectar los más mínimos cambios en el estado del paciente. En un servicio en el que los pacientes suelen ser incapaces de comunicarse o demasiado frágiles para expresar su malestar, el asistente sanitario se convierte en sus ojos, sus oídos y su voz. Al estar tan cerca del paciente, suelen ser los primeros en notar un cambio en la respiración, un sutil cambio en el color de la piel o un comportamiento inusual que podría indicar deterioro. Es entonces cuando colaboran estrechamente con el personal de enfermería para transmitir información valiosa que oriente las decisiones clínicas.

En cuidados intensivos, el auxiliar de enfermería también participa en tareas técnicas bajo la supervisión de enfermeras, como la instalación y el control de dispositivos médicos como catéteres o sistemas de ventilación. Este trabajo requiere un profundo conocimiento de los equipos y la capacidad de actuar con precisión milimétrica, en un entorno en el que el más mínimo error puede tener consecuencias dramáticas.

El papel del auxiliar de enfermería se extiende también al apoyo emocional, tanto a los pacientes como a sus familiares. En este departamento, donde la esperanza y la desesperación se codean constantemente, el auxiliar de enfermería debe ser capaz de demostrar una gran humanidad. A menudo son los más cercanos al paciente, proporcionándole una presencia constante. Con una palabra de consuelo, una mano en el hombro o simplemente una mirada tranquilizadora, contribuyen a humanizar un mundo dominado por la tecnología y la urgencia. Su papel con las familias, aunque discreto, es igual de fundamental. Cuando una madre, un padre o una pareja buscan respuestas o expresan ansiedad, el auxiliar de enfermería puede estar ahí para escuchar, tranquilizar y apoyar sin juzgar.

- ○ Presentación del contexto específico de los cuidados intensivos.

La unidad de cuidados intensivos es un mundo aparte en el entorno hospitalario. Es un lugar donde la gravedad de las situaciones clínicas exige una vigilancia constante, donde la vida de los pacientes depende a menudo de una tecnología altamente especializada y de decisiones tomadas a toda prisa. El ambiente es a la vez muy especializado y profundamente humano, porque aunque se manejan equipos complejos y se prestan cuidados dentro de un marco técnico estricto, la necesidad de empatía, escucha y tranquilidad está omnipresente.

El contexto de los cuidados intensivos se caracteriza ante todo por la naturaleza de los pacientes ingresados en este servicio. Se trata de personas en estado crítico, aquejadas de patologías graves y a veces múltiples, cuyo equilibrio vital es extremadamente precario. Tanto si han sufrido traumatismos graves, enfermedades agudas o crónicas, como si han sido sometidos a intervenciones quirúrgicas importantes, todos tienen algo en común: su estado requiere una vigilancia continua y una intervención rápida al menor fallo de sus funciones vitales.

Esta monitorización se basa en una serie de sofisticados dispositivos. Los pacientes suelen estar conectados a multitud de dispositivos de monitorización que miden sus parámetros vitales en tiempo real, como la frecuencia cardíaca, la tensión arterial, la saturación de oxígeno y la presión intracraneal. Los cuidados intensivos se caracterizan así por un entorno tecnológico en el que cada dato cuenta, y cada cifra debe interpretarse con rigor y precisión, ya que puede ser señal de un deterioro inminente. Pero estos datos por sí solos no bastan. Es el ojo y la pericia del personal de enfermería lo que transforma esta información bruta en una acción que salva vidas.

Más allá de los aspectos puramente técnicos, la unidad de cuidados intensivos se caracteriza por un ritmo de trabajo único, a menudo más intenso que en otros departamentos hospitalarios. La noción de tiempo adquiere aquí una dimensión particular: se alarga a la espera de un signo de mejoría, pero también puede contraerse bruscamente cuando el estado de un paciente se deteriora y hay que actuar en cuestión de segundos. Cada miembro del equipo debe estar preparado para reaccionar inmediatamente, en perfecta coordinación con sus colegas. Esta capacidad de reacción constante es parte integrante de la cultura de los cuidados intensivos, donde el trabajo en equipo es esencial. Cada uno, ya sea médico, enfermero, celador o técnico, tiene un papel claramente definido, y la comunicación fluida es crucial para garantizar la seguridad del paciente.

El contexto de los cuidados intensivos también requiere una gestión psicológica especial, tanto para el personal como para las familias. El estrés es omnipresente, alimentado por la gravedad de las situaciones médicas y la incertidumbre constante en torno a la evolución de los pacientes. Esta presión emocional, combinada con la exigencia de rigor técnico, requiere que los cuidadores tengan una gran capacidad de recuperación y sean capaces de mantener la compostura en cualquier circunstancia. Para las familias, la espera en este servicio es a menudo una fuente de intensa ansiedad, ya que se enfrentan a la fragilidad de la vida humana, a veces por primera vez. Se debaten entre la esperanza de ver recuperarse a sus seres queridos y el miedo a perderlos. Por ello, el personal de enfermería debe acompañarles y apoyarles en estos momentos de incertidumbre, facilitándoles información clara y escuchando sus necesidades.

Otra característica importante de los cuidados intensivos es su enfoque multidisciplinar. A menudo, los pacientes presentan múltiples disfunciones que afectan a varios sistemas vitales al mismo tiempo: cardíaco, respiratorio, renal, neurológico, etc. Cada disciplina médica puede tener que intervenir para estabilizar y tratar al paciente, lo que requiere una sinergia perfecta entre los equipos médicos. Cada disciplina médica puede tener que intervenir para estabilizar y tratar al paciente, lo que requiere una sinergia perfecta entre los equipos médicos. La colaboración es, por tanto, un pilar fundamental del trabajo en cuidados intensivos. Cada uno aporta sus conocimientos específicos, pero es el intercambio constante de información y la toma de decisiones colectiva lo que garantiza una asistencia global y coherente.

Por último, el contexto de los cuidados intensivos exige una reflexión constante sobre la ética médica. En este servicio, la línea que separa la esperanza de la desesperación, la vida de la muerte, es a veces muy fina. A menudo se plantean decisiones sobre los cuidados que deben dispensarse, el nivel de intervención o incluso la conveniencia de continuar con el tratamiento del paciente. Los cuidadores tienen que hacer malabarismos con complejas cuestiones éticas, teniendo en cuenta no sólo el estado médico del paciente, sino también sus deseos, los de su familia y los límites de la medicina.

- ○ Interdisciplinariedad: trabajar con médicos, enfermeros y otros profesionales de la salud.

La interdisciplinariedad es una de las bases esenciales del funcionamiento de los cuidados intensivos, un servicio en el que la complejidad de las situaciones médicas exige una colaboración fluida y constante entre multitud de profesionales sanitarios. Aquí, médicos, enfermeras, auxiliares de cuidados, fisioterapeutas, nutricionistas, psicólogos y otros especialistas no trabajan de forma aislada, sino que forman una red interconectada cuyo principal objetivo es garantizar la mejor atención posible a pacientes cuyo estado de salud suele ser crítico.

Esta colaboración no se limita a un simple intercambio de información entre los distintos actores. Se trata de una auténtica sinergia en la que cada miembro del equipo aporta su experiencia única al tiempo que aprovecha las competencias de los demás. En cuidados intensivos, las patologías de los pacientes son a menudo complejas y multifactoriales, lo que requiere un enfoque de 360 grados. Por lo tanto, la capacidad de trabajar codo con codo es esencial para garantizar que se tienen en cuenta todos los aspectos del estado del paciente, ya sean fisiológicos, psicológicos o sociales.

Los médicos intensivistas suelen ser los directores de este equipo multidisciplinar. Definen las grandes líneas del tratamiento, establecen los diagnósticos, ajustan las terapias en función de la evolución clínica y toman decisiones cruciales para la supervivencia de los pacientes. Sin embargo, su trabajo sería imposible sin el apoyo diario de otros profesionales, en particular enfermeras y auxiliares de cuidados, que proporcionan una supervisión constante y desempeñan un papel clave en la aplicación de los cuidados prescritos. Los médicos también necesitan colaborar estrechamente con otros especialistas, como cardiólogos, neumólogos o nefrólogos, cuando el paciente presenta fallos multiorgánicos. Cada uno de estos especialistas aporta una perspectiva diferente, lo que permite un enfoque más afinado y mejor adaptado a la complejidad del caso.

El papel de las enfermeras de cuidados intensivos es igualmente fundamental. Son los intermediarios privilegiados entre los médicos y los demás miembros del equipo asistencial, además de estar en primera línea junto a la cama del paciente. Su capacidad de observación, de análisis de los cambios sutiles del estado clínico y de reacción rápida es crucial. También gestionan una amplia gama de procedimientos técnicos, como la monitorización de infusiones, el manejo de dispositivos de ventilación y la administración de tratamientos. En colaboración con los auxiliares de enfermería, garantizan que el paciente reciba los cuidados básicos, pero también desempeñan un papel activo en la reevaluación continua de su estado. Su estrecha relación con los médicos es, por tanto, esencial, ya que proporcionan información crucial que influye directamente en las decisiones médicas.

Los auxiliares de enfermería desempeñan un papel más sutil pero igual de fundamental en esta red de competencias. Además de proporcionar cuidados de confort e higiene, están constantemente presentes junto a los pacientes. Esta proximidad les permite a menudo detectar los primeros signos de malestar o deterioro que los equipos de monitorización no siempre captan de inmediato. Su papel de observadores, combinado con una comunicación clara con enfermeros y médicos, los convierte en eslabones esenciales de la cadena asistencial. Además, contribuyen activamente a mantener un entorno higiénico, lo que es crucial en un departamento en el que los pacientes son especialmente vulnerables a las infecciones nosocomiales.

La interdisciplinariedad en los cuidados intensivos no se limita a la tríada formada por médicos, enfermeras y auxiliares. Otros profesionales desempeñan un papel indispensable en el cuidado de los pacientes. Los fisioterapeutas, por ejemplo, intervienen regularmente para ayudar a movilizar a los pacientes, prevenir las complicaciones ligadas a la inmovilidad prolongada y ayudar al destete ventilatorio trabajando en la rehabilitación respiratoria. Los nutricionistas, por su parte, velan por que se atiendan adecuadamente las necesidades nutricionales de los pacientes, a menudo muy alteradas por su enfermedad o tratamiento. Elaboran planes de alimentación adecuados, ya sea enteral o parenteral, para apoyar la recuperación de los pacientes.

Los psicólogos y trabajadores sociales aportan una dimensión humana y emocional a esta atención integral. Los pacientes en cuidados intensivos, y sus familias, se enfrentan a menudo a momentos de estrés extremo, miedo e incluso duelo. El sufrimiento emocional y psicológico debe tratarse con la misma seriedad que el sufrimiento físico. Los psicólogos ofrecen apoyo a los pacientes que, a pesar de su estado crítico, pueden necesitar consuelo o ayuda para controlar su ansiedad. También proporcionan un apoyo inestimable a las familias, que a veces se enfrentan a decisiones difíciles o situaciones de duelo. Los trabajadores sociales ayudan a coordinar el alta de cuidados intensivos y la transición a otras formas de asistencia, teniendo en cuenta las necesidades sociales, económicas y familiares del paciente.

Trabajar en este entorno interdisciplinar requiere no sólo conocimientos técnicos y clínicos, sino también capacidad de comunicación y de colaboración. Cada miembro del equipo debe ser capaz de apoyarse en el otro, confiar en sus capacidades y reconocer la importancia de las funciones de cada uno. Las reuniones de equipo, las sesiones informativas periódicas y los intercambios informales son momentos esenciales en los que estos profesionales se coordinan, comparten sus observaciones y ajustan los planes de atención en consecuencia.

La importancia de las personas en un contexto de alta tecnología

○   El aspecto relacional: paciente y familia.

El aspecto relacional de los cuidados intensivos reviste una importancia crucial, porque trasciende los gestos técnicos y el seguimiento clínico para sumergirse en la dimensión humana, donde confluyen la vulnerabilidad del paciente y la angustia de la familia. En este contexto, en el que parecen dominar las máquinas y los tratamientos sofisticados, el vínculo entre el cuidador, el paciente y su familia se convierte en una dimensión fundamental de los cuidados. Este vínculo es a menudo tan decisivo como las propias intervenciones médicas, ya que contribuye a la serenidad del paciente, a su confianza en el equipo asistencial y al apoyo emocional de sus seres queridos.

Los pacientes de cuidados intensivos suelen ser muy frágiles, tanto física como psicológicamente. Pueden estar conscientes, pero dependientes de las máquinas, o inconscientes, luchando por sobrevivir. En este contexto, la relación con el cuidador se convierte en un factor clave para el bienestar del paciente. Los pacientes pueden sentirse perdidos, asustados por el entorno hipertecnológico e impotentes ante su estado. El cuidador, ya sea auxiliar de enfermería, enfermero o médico, debe desempeñar un papel tranquilizador. Esto se consigue no sólo con palabras, sino también con gestos cariñosos, una presencia tranquilizadora y la capacidad de crear un clima de confianza. Una sonrisa, una mirada amable, una palabra reconfortante pueden, en esos momentos de gran vulnerabilidad, ser tan terapéuticos como un tratamiento.

En este entorno, en el que los pacientes pueden tener dificultades para entender lo que les ocurre y en el que predominan el dolor, la ansiedad y el miedo a lo desconocido, la comunicación se convierte en un elemento esencial. El cuidador no sólo debe explicar lo que ocurre con claridad, sino también adaptar su discurso al estado del paciente. Debe ser capaz de hablar con suavidad y paciencia, respondiendo a las preguntas sin infantilizar nunca y respetando los silencios cuando el discurso se hace demasiado pesado. Para un paciente consciente en cuidados intensivos, este vínculo humano es a menudo el único ancla de estabilidad en un mar de incertidumbre.

Cuando el paciente está inconsciente o en un estado demasiado crítico para comunicarse, esta relación cambia, pero sigue siendo igual de importante. El cuidador se convierte entonces en un mediador entre el paciente y su propio cuerpo, interpretando las señales, ajustando los cuidados en función de las reacciones fisiológicas y asegurándose de que el paciente recibe el mejor tratamiento posible, aunque sea incapaz de entenderlo o apreciarlo. A veces, puede incluso hablar con pacientes que están inconscientes, explicándoles lo que van a hacer, manteniendo así un vínculo humano más allá de la consciencia, como respeto fundamental a la dignidad del paciente, incluso en la inconsciencia.

El aspecto relacional de los cuidados intensivos no se limita a la relación con el paciente. También se extiende a las personas cercanas al paciente, que desempeñan un papel esencial en su recuperación y que también se enfrentan a intensos niveles de emoción. Para la familia, la situación se vive a menudo como un calvario desestabilizador, en el que la vida cotidiana se suspende a la espera de noticias, en el que la incertidumbre y la esperanza se mezclan con el miedo a perder a un ser querido. Los cuidadores tienen que navegar a través de esta complejidad emocional, proporcionando información y tranquilidad, pero también escuchando las ansiedades y preguntas de los seres queridos.

En cierto modo, la familia se convierte en una prolongación del paciente. En cuidados intensivos, los cuidadores deben interactuar a menudo con los familiares para facilitarles información médica sobre la evolución de la situación, pero también para recabar información importante sobre los deseos y preferencias del paciente cuando éste ya no pueda expresarlos. Aquí es donde el aspecto relacional adquiere una dimensión ética y humana fundamental. El cuidador debe mostrar tacto y empatía, sin dejar de ser transparente sobre el estado del paciente, incluso cuando las noticias sean difíciles de oír.

La forma en que se transmite la información a la familia es un aspecto crucial de esta relación. No se trata sólo de dar datos médicos, sino de explicarlos en términos sencillos y accesibles, siendo honestos sobre el pronóstico. La transparencia es esencial, pero debe ir acompañada de compasión. Decir la verdad a las familias en apuros requiere una delicada mezcla de franqueza y amabilidad. A veces, los cuidadores tienen que enfrentarse a situaciones en las que las familias se encuentran en estado de shock, negación o gran angustia emocional. En esos momentos, la humanidad de los cuidadores es tan importante como sus conocimientos técnicos.

Además, los cuidadores deben comprender que cada familia tiene necesidades y expectativas distintas. Algunas familias quieren información detallada y frecuente, mientras que otras prefieren actualizaciones más distantes, ya que necesitan tiempo para digerir lo que aprenden. Por tanto, es vital saber adaptarse, permanecer atento a las necesidades de cada familia y reconocer que su sufrimiento es legítimo. Los cuidadores desempeñan a menudo un papel de apoyo moral, ya que están ahí no sólo para responder a las preguntas, sino también para ofrecer una presencia reconfortante en los momentos de silencio e incertidumbre.

Además de proporcionar información y apoyo emocional, los cuidadores también deben ser capaces de reconocer y respetar el papel de la familia en las decisiones médicas, sobre todo cuando se plantea la cuestión del sobretratamiento o los cuidados paliativos. En estos momentos difíciles, la relación entre el equipo sanitario y la familia debe basarse en la confianza, la escucha y la colaboración. Los cuidadores deben asegurarse de que los familiares estén incluidos en las discusiones sobre las opciones de tratamiento y de que se sientan respetados, sea cual sea la elección final.

○ Gestión de las emociones y el estrés en un departamento de alta presión.

Gestionar las emociones y el estrés en una sala de alta presión como la de cuidados intensivos es un reto diario para todos los miembros del equipo sanitario. Los cuidados intensivos son un entorno en el que coexisten constantemente la vida y la muerte, en el que hay que tomar decisiones rápidamente, a menudo con prisas, y en el que los pacientes se encuentran en estados críticos, a veces próximos a la irreversibilidad. Esta realidad crea un entorno en el que la tensión es omnipresente y en el que gestionar el estrés y las emociones se convierte en algo tan importante como dominar las habilidades técnicas.

El estrés en cuidados intensivos tiene múltiples facetas. Se deriva de la gravedad de las situaciones médicas, el ritmo acelerado de trabajo, las responsabilidades que pesan sobre cada decisión y, a menudo, la incertidumbre sobre los resultados de los pacientes. Para los cuidadores, la presión de tener que reaccionar instantáneamente ante el deterioro del estado de un paciente o participar en una reanimación de urgencia puede ser abrumadora. A ello se añade la carga emocional de ver a pacientes y familiares enfrentados a momentos de extrema vulnerabilidad. Esta acumulación de factores de estrés exige una gestión rigurosa, pues de lo contrario puede conducir al agotamiento.

El primer paso para gestionar este estrés es reconocer que estas emociones son legítimas e inevitables. Trabajar en cuidados intensivos expone a los cuidadores a situaciones intensas y a veces traumáticas, en las que la confrontación con el sufrimiento y la muerte es frecuente. Es esencial no negar el impacto emocional de este trabajo. Parte de la gestión consiste en darse cuenta de que estas emociones no son signos de debilidad, sino respuestas humanas normales a circunstancias extremas. Adoptar este enfoque permite aceptar los propios límites emocionales, lo cual es fundamental para desarrollar estrategias de afrontamiento adecuadas.

Una de las estrategias clave para gestionar el estrés en cuidados intensivos es el apoyo de los compañeros. La ayuda mutua y la solidaridad dentro del equipo son recursos valiosos. Todos los miembros del equipo, ya sean médicos, enfermeras o auxiliares, comparten la misma realidad y pueden comprender la presión a la que están sometidos. Los intercambios regulares entre colegas permiten expresar emociones, compartir dificultades, pero también descomprimirse tras una situación especialmente difícil. Las sesiones informativas formales o informales brindan la oportunidad de volver la vista atrás sobre intervenciones difíciles, analizar lo sucedido y expresar lo que se sintió. Esto no sólo nos ayuda a aprender como grupo, sino también a liberar tensiones acumuladas. Estos momentos de intercambio son esenciales para mantener la cohesión del equipo y evitar el aislamiento emocional, que puede exacerbar el estrés.

Otra forma eficaz de controlar el estrés es desarrollar técnicas de respiración y relajación, incluso en los momentos más intensos. En un servicio en el que el ritmo suele ser frenético, es crucial permitirse aunque sólo sea unos segundos para respirar profundamente, volver a concentrarse y liberar momentáneamente la tensión física. Esta pausa, por breve que sea, permite dar un paso atrás, recuperar cierta calma interior y evitar que la adrenalina y la ansiedad tomen el control absoluto. Algunos cuidadores también practican la meditación o técnicas de atención plena fuera del horario laboral, para ayudarles a gestionar el estrés de forma más eficaz a diario. Estos métodos les ayudan a volver a centrarse y a afrontar mejor las emociones que inevitablemente surgen en un entorno tan exigente.

Trabajar en cuidados intensivos también significa aprender a compartimentar, es decir, a separar las emociones personales de la situación profesional inmediata. Esto no significa volverse insensible o distante, sino desarrollar la capacidad de dejar de lado temporalmente ciertas emociones para poder concentrarse en la urgencia de la situación. Esto ayuda a no dejarse abrumar por las emociones cuando hay que actuar con rapidez. Sin embargo, esta capacidad de compartimentación debe ir acompañada de una cierta autorreflexión posterior. Una vez terminada la intervención, es importante no dejar que se acumulen las emociones reprimidas, sino tratarlas, ya sea hablándolas con los compañeros, con un superior o con un psicólogo si es necesario.

Gestionar el estrés también implica una organización personal eficaz. Saber exactamente cuáles son sus responsabilidades y dominar las tareas técnicas reduce la carga mental asociada a la incertidumbre. Esto **permite** abordar cada situación con mayor serenidad y reduce la sensación de agobio. Los cuidadores de cuidados intensivos deben adaptarse constantemente a situaciones imprevistas, pero una buena preparación, un conocimiento profundo de los procedimientos y el rigor en la aplicación de los protocolos son elementos que refuerzan la confianza en uno mismo y limitan el pánico en los momentos críticos.

Sin embargo, a pesar de todas estas estrategias, es esencial reconocer que la gestión del estrés no puede lograrse sin un equilibrio general entre la vida profesional y personal. Trabajar en cuidados intensivos es un trabajo exigente, y si quieres durar, es vital que cuides de ti mismo fuera de la sala. Esto significa descansar lo suficiente, relajarse con los seres queridos y hacer cosas que recarguen las pilas física y emocionalmente. Tomarse un respiro del trabajo, saber desconectar después de un turno especialmente duro y dedicarse tiempo a uno mismo son las claves para evitar el agotamiento.

También es importante aprovechar los recursos disponibles en el hospital, como el apoyo psicológico que se ofrece a los cuidadores. Cada vez son más los hospitales que reconocen la importancia del apoyo emocional a los profesionales sanitarios, sobre todo a los que trabajan en cuidados intensivos. Estos servicios permiten a los cuidadores hablar de sus experiencias con profesionales formados, lo que alivia parte de la carga emocional que han acumulado y evita que el estrés sea demasiado fuerte.

Capítulo 1

Entender los cuidados intensivos

Definición y objetivos de los cuidados intensivos

  ◦   Historia de los cuidados intensivos.

La historia de los cuidados intensivos está estrechamente ligada al desarrollo de la medicina moderna y a los avances logrados en el tratamiento de pacientes críticos. Este campo de la medicina, que hoy es parte esencial de los hospitales, nació de la necesidad de proporcionar cuidados intensivos y continuos a pacientes cuya supervivencia dependía de una monitorización constante y una intervención rápida. Se trata de una disciplina relativamente reciente, que surgió gradualmente a lo largo del siglo XX, impulsada por los avances tecnológicos y los cambios en la forma de enfocar la medicina de urgencias y reanimación.

Los orígenes de los cuidados intensivos se remontan a finales del siglo XIX, cuando los hospitales empezaron a darse cuenta de la necesidad de vigilar más rigurosamente a los pacientes de alto riesgo. En aquella época, los avances en anestesia y cirugía permitían operar a los pacientes de forma más compleja, pero esto también los exponía a nuevas complicaciones postoperatorias. La necesidad de vigilar de cerca a las personas en la fase crítica de recuperación tras una cirugía mayor se convirtió en una prioridad. Sin embargo, en aquella época aún no existían las unidades de cuidados intensivos tal y como las conocemos; los pacientes graves simplemente permanecían bajo la supervisión del personal del hospital, sin equipos especiales para controlar sus constantes vitales.

Fue en la década de 1950 cuando empezó a tomar forma la idea moderna de los cuidados intensivos. La gran epidemia de poliomielitis que asoló Europa y Estados Unidos supuso un punto de inflexión decisivo. La poliomielitis provocó parálisis respiratoria en muchos pacientes, y la insuficiencia respiratoria se convirtió en una de las principales causas de muerte. Fue en Dinamarca, en 1952, donde el anestesista Bjørn Ibsen creó lo que se considera la primera unidad de cuidados intensivos. Se dio cuenta de que los pulmones de los pacientes con poliomielitis podían ser asistidos artificialmente mediante ventilación mecánica

32

prolongada, un concepto revolucionario en aquella época. Ibsen introdujo un protocolo en el que los pacientes con problemas respiratorios eran ventilados manualmente por equipos de cuidadores que trabajaban en turnos continuos. Esta innovación salvó miles de vidas y allanó el camino a la ventilación mecánica moderna, piedra angular de los cuidados intensivos.

A partir de este éxito, el concepto de cuidados intensivos se extendió en los años siguientes. Los hospitales empezaron a crear unidades especializadas en las que los pacientes más graves podían ser controlados continuamente con los medios técnicos adecuados. Fue también en esta época cuando aparecieron los primeros respiradores mecánicos, dispositivos capaces de controlar la respiración de los pacientes de forma más fiable y durante más tiempo que la ventilación manual. El nacimiento de estas unidades coincidió también con el desarrollo de los primeros monitores de pacientes, que permitían el seguimiento en tiempo real de las constantes vitales: frecuencia cardiaca, tensión arterial y saturación de oxígeno. Estas innovaciones cambiaron radicalmente la forma de atender a los pacientes en situaciones críticas, ya que permitían monitorizarlos continuamente, las 24 horas del día.

Las décadas de 1960 y 1970 marcaron una nueva etapa en la historia de los cuidados intensivos, con la aparición de la reanimación médica y la creciente especialización de esta disciplina. Los avances en farmacología, cirugía cardiaca, diálisis renal y cuidados respiratorios mejoran aún más las posibilidades de supervivencia de los pacientes. Además, los equipos asistenciales están cada vez más estructurados y se están introduciendo cursos de formación especializada para formar a médicos, enfermeras y auxiliares asistenciales en los requisitos particulares de los cuidados intensivos. La reanimación cardiopulmonar, inicialmente reservada a los quirófanos, se practica ahora en estas unidades especiales, donde cada minuto cuenta.

Al mismo tiempo, los cuidados intensivos empezaron a dividirse en subespecialidades para satisfacer necesidades específicas. Se crearon unidades de cuidados intensivos dedicadas a patologías cardiacas, traumatología y cuidados intensivos neonatales. Gracias a esta especialización, los pacientes pueden recibir una atención aún más específica y eficaz en función de sus patologías.

Las décadas de 1980 y 1990 vieron la llegada de nuevas tecnologías que revolucionaron aún más los cuidados intensivos. La informatización de las salas permitió un seguimiento más estrecho y preciso de los pacientes. Las bombas de infusión controladas por ordenador, los equipos de asistencia cardiaca y los dispositivos avanzados de monitorización se convirtieron en elementos estándar del arsenal de cuidados intensivos. Las técnicas de reanimación también están evolucionando, sobre todo con la introducción de la presión positiva continua en las vías respiratorias (CPAP), que está mejorando el tratamiento de los pacientes con dificultad respiratoria aguda. Estos avances técnicos han ido acompañados de una ampliación de los equipos asistenciales, que ahora incluyen especialistas en nutrición, fisioterapia e incluso psicólogos para satisfacer las necesidades generales de los pacientes y sus familias.

El desarrollo de los cuidados intensivos en los albores del siglo XXI también ha visto surgir un número creciente de cuestiones éticas. A medida que la medicina se hace cada vez más eficiente, la frontera entre prolongar la vida y un tratamiento excesivamente celoso se está convirtiendo en un problema importante. Los profesionales de cuidados críticos se enfrentan a difíciles dilemas, sobre todo a la hora de determinar cuándo es apropiado interrumpir un tratamiento que prolonga artificialmente la vida sin esperanza de recuperación. Estas cuestiones éticas han llevado al desarrollo de protocolos rigurosos y a una mayor reflexión sobre el papel de los cuidados paliativos en cuidados intensivos.

Hoy en día, los cuidados intensivos ocupan un lugar central en los hospitales modernos y siguen transformándose con la llegada de nuevas tecnologías como la inteligencia artificial y la telemedicina. Estas innovaciones permiten una monitorización a distancia aún más precisa de los pacientes y abren nuevas perspectivas para la gestión de los pacientes críticos, en particular al permitir anticipar mejor las complicaciones. Las unidades de cuidados intensivos desempeñan un papel clave en la medicina de vanguardia, ya sea en el cuidado de pacientes tras una cirugía mayor, en la gestión de estados de shock o en el tratamiento de patologías complejas y multifactoriales.

⚬ Objetivos principales: vigilar, estabilizar e intervenir rápidamente.

Los cuidados intensivos son un servicio donde cada momento cuenta, y donde los principales objetivos pueden resumirse en tres imperativos esenciales: monitorización, estabilización e intervención rápida. Estos tres pilares constituyen el núcleo de la misión de los equipos de cuidados, y su perfecta ejecución es crucial para garantizar la supervivencia y la recuperación de los pacientes gravemente enfermos o heridos. Estas acciones están intrínsecamente ligadas y se entrelazan a la perfección para ofrecer una asistencia a la vez proactiva y reactiva, adaptada a la gravedad de las situaciones encontradas en cuidados intensivos.

La monitorización es la primera y más constante de las tareas en cuidados intensivos. En este departamento, los pacientes suelen encontrarse en estado crítico y su estado puede cambiar en cuestión de minutos o incluso segundos. Por eso es esencial una monitorización meticulosa, continua y a menudo automatizada. Cada paciente está conectado a sofisticados dispositivos de monitorización que miden parámetros vitales en tiempo real: frecuencia cardiaca, tensión arterial, saturación de oxígeno, frecuencia respiratoria, temperatura corporal y, a veces, incluso indicadores más específicos como la presión intracraneal o el equilibrio ácido-base. Estos datos se recogen continuamente y se muestran en pantallas, donde son supervisados por el personal de enfermería.

Sin embargo, la monitorización no se limita a observar las máquinas. Los cuidadores, ya sean médicos, enfermeros o auxiliares, desempeñan un papel crucial en la evaluación clínica del paciente. Escrutan no sólo las cifras, sino también los signos clínicos sutiles: un cambio en el color de la piel, una respiración más dificultosa, movimientos inusuales o una mirada fija. Están atentos a las quejas de los pacientes, sus reacciones a los cuidados y cualquier cambio en su comportamiento o estado general. Esta vigilancia humana es esencial, ya que permite detectar los signos de deterioro incluso antes que las máquinas. En cuidados intensivos, la capacidad de monitorizar activamente a un paciente, combinando la información de los dispositivos médicos con la observación clínica, es una habilidad vital para todos los miembros del equipo.

Una vez establecida la monitorización, el siguiente objetivo es estabilizar a los pacientes. En cuidados intensivos, estabilizar significa restablecer las constantes vitales a niveles compatibles con la supervivencia y mantenerlas en una zona segura. Los pacientes ingresados en este servicio suelen presentar fallos en uno o varios de sus sistemas vitales, ya sean respiratorios, cardiovasculares, renales o neurológicos. Por tanto, la primera prioridad es estabilizar estas funciones para evitar un colapso fatal.

La estabilización puede adoptar muchas formas, dependiendo de la naturaleza de la insuficiencia. Para un paciente con insuficiencia respiratoria, puede implicar intubación y ventilación mecánica para garantizar una oxigenación adecuada de los tejidos. Para un paciente en shock hemorrágico, podría significar transfusión de sangre y administración de líquidos intravenosos para restablecer la presión arterial y garantizar una perfusión adecuada de los órganos. Si un paciente sufre un infarto de miocardio, la estabilización implicará la administración rápida de fármacos para apoyar la función cardiaca, dilatar los vasos coronarios y evitar que empeore el daño miocárdico.

La estabilización también implica una acción preventiva, destinada a evitar el empeoramiento del fallo orgánico o a prevenir complicaciones relacionadas con el estado crítico del paciente. Esto puede incluir la administración de fármacos para prevenir infecciones, el control de los desequilibrios electrolíticos o la vigilancia estrecha de la ingesta y la eliminación de líquidos para prevenir la sobrecarga de líquidos o la deshidratación. El objetivo último es permitir que el organismo del paciente se estabilice y recupere el equilibrio, y crear las condiciones necesarias para que comience el tratamiento modificador de la enfermedad.

El tercer pilar de los cuidados intensivos, la intervención rápida, es quizá el que mejor encarna la urgencia y la experiencia de este servicio. En cuidados intensivos, el tiempo es esencial; la capacidad de reaccionar en el momento, de iniciar una intervención rápida cuando el estado de un paciente se deteriora, puede significar la diferencia entre la vida y la muerte. La descompensación es un fenómeno frecuente en cuidados intensivos, y los cuidadores deben estar preparados para intervenir inmediatamente en caso de parada cardiaca, dificultad respiratoria aguda, shock séptico o cualquier otra urgencia vital.

Una intervención rápida no sólo requiere conocimientos técnicos avanzados, sino también una coordinación perfecta entre los miembros del equipo. Cuando la situación lo requiere, cada uno sabe exactamente cuál es su papel, ya sea iniciar un masaje cardiaco, administrar medicación para salvar vidas, preparar un dispositivo de ventilación o colocar una vía venosa central. Esta intervención concertada e inmediata es el resultado de una formación rigurosa y una comunicación fluida dentro del equipo. Cada segundo cuenta, y es crucial que las decisiones se tomen con rapidez y que las acciones sean precisas.

Además, una intervención rápida no significa sólo reaccionar ante emergencias inmediatas. También significa anticiparse a posibles complicaciones y actuar de forma proactiva para prevenirlas. Los cuidadores de cuidados intensivos deben ir siempre dos o tres pasos por delante de la evolución del paciente. Al detectar los primeros signos de deterioro, pueden iniciar intervenciones preventivas, ajustar los tratamientos o modificar la estrategia terapéutica antes de que la situación se vuelva crítica.

Organización de la Unidad de Cuidados Intensivos

- Los distintos niveles de cuidados intensivos (UCI, reanimación, etc.).

Existen varios niveles de cuidados intensivos, cada uno de ellos adaptado a la gravedad del estado de los pacientes y a sus necesidades específicas en cuanto a monitorización e intervenciones médicas. Estos diferentes niveles, a menudo denominados con términos como "Unidad de Cuidados Intensivos" (UCI), "reanimación" o "cuidados intermedios", reflejan una organización compleja y estructurada que proporciona cuidados graduados a los pacientes en función de la gravedad de su estado clínico. Cada nivel está diseñado para satisfacer necesidades específicas, con equipos médicos e infraestructuras adaptados a la complejidad de los cuidados requeridos.

La **Unidad de Cuidados Intensivos (UCI)**, también llamada a veces Unidad de Cuidados Continuados, representa el primer nivel en la escala de cuidados críticos. Está destinada a pacientes cuyo estado es grave pero estable, o a aquellos que se encuentran en fase de recuperación tras un periodo crítico en cuidados intensivos. En la UCI, los pacientes siguen necesitando una estrecha vigilancia y cuidados intensivos, pero su estado no requiere la intervención continua de tecnologías de reanimación intensiva, como la ventilación mecánica invasiva o la infusión continua de fármacos vasoactivos. Aquí, las constantes vitales se controlan continuamente mediante monitores, y el personal de enfermería está formado para reaccionar con rapidez en caso de deterioro repentino del estado del paciente. Sin embargo, las intervenciones no son tan frecuentes ni complejas como en las unidades de cuidados intensivos.

Los pacientes ingresados en la UCI pueden padecer diversas patologías, como insuficiencia respiratoria compensada mediante ventilación no invasiva, patología cardiaca estabilizada o recuperación postoperatoria tras cirugía mayor. La UCI suele ser una unidad de transición: los pacientes pueden ingresar directamente tras una intervención quirúrgica o un episodio agudo y, una vez estabilizado su estado, se les deriva a servicios menos intensivos o se les envía a casa. El objetivo de la UCI es, por tanto, proporcionar una vigilancia reforzada al tiempo que permite un retorno gradual a unos cuidados más estándar.

El segundo nivel, a menudo denominado **de reanimación**, representa el nivel más alto de cuidados críticos. Las unidades de reanimación se reservan a pacientes cuyas funciones vitales están gravemente deterioradas y que requieren intervenciones complejas y continuas para mantener con vida los órganos que fallan. Estos pacientes pueden sufrir traumatismos graves, shock séptico, insuficiencia cardiaca aguda o paradas respiratorias que requieran ventilación mecánica. En cuidados intensivos, el tratamiento de los pacientes se basa en el uso de equipos de vanguardia, como ventiladores, sistemas de oxigenación por membrana extracorpórea (ECMO) y sistemas de diálisis continua para pacientes con insuficiencia renal.

Los pacientes en cuidados intensivos suelen estar bajo sedación o en un estado alterado de conciencia debido a la gravedad de su patología. Requieren una vigilancia constante y ajustes frecuentes de sus tratamientos. Las enfermeras y auxiliares de enfermería desempeñan un papel crucial a este respecto, ya que garantizan un control meticuloso de los parámetros vitales, participan en procedimientos técnicos invasivos como la inserción de catéteres venosos centrales o la monitorización de drenajes y sondas, y asisten a los médicos en las intervenciones de urgencia. Los cuidados intensivos son multidisciplinares y suelen incluir especialistas de diversas disciplinas, como neumología, nefrología, cardiología e incluso psicólogos y nutricionistas, que colaboran para maximizar las posibilidades de supervivencia del paciente.

También hay unidades específicas de cuidados intensivos especializadas en patologías concretas. Por ejemplo, hay **unidades de reanimación neonatal** para recién nacidos prematuros o con problemas, **unidades de reanimación cardiaca** para pacientes con cardiopatías graves y **unidades de reanimación quirúrgica** para atender a pacientes tras operaciones complejas. Cada subespecialidad de cuidados intensivos está diseñada para ofrecer la atención más adecuada a un tipo concreto de fallo, con equipos formados en las características específicas de estas patologías.

Entre la UCI y la unidad de cuidados intensivos suele existir lo que se conoce como **cuidados intermedios**, a veces denominados **cuidados continuos**. Este nivel está pensado para pacientes que no corren peligro inmediato de muerte pero que siguen necesitando una vigilancia más rigurosa que en una sala convencional. Los cuidados intermedios suelen utilizarse para pacientes que han sido dados de alta de cuidados intensivos pero que aún no están lo suficientemente estables como para ser trasladados a una sala convencional. Estas unidades actúan como puente entre la fase aguda de cuidados intensivos y la vuelta a un nivel de cuidados más estándar. También acogen a pacientes que requieren tratamientos específicos, como infusiones de alto flujo, monitorización cardiaca estrecha o cuidados postoperatorios tras una operación de alto riesgo.

Por último, los cuidados intensivos también incluyen unidades de **monitorización postoperatoria inmediata** (o salas de recuperación), donde se monitoriza a los pacientes inmediatamente después de una intervención quirúrgica mayor. Esta monitorización es temporal, pero resulta esencial para detectar precozmente complicaciones postanestésicas o quirúrgicas. Estas unidades suelen estar adyacentes a los quirófanos y permiten una gestión rápida de las complicaciones postoperatorias inmediatas.

◦ Diferencias con otros servicios hospitalarios (urgencias, cirugía).

Los cuidados intensivos se distinguen de otros servicios hospitalarios, como urgencias o cirugía, por su carácter altamente especializado y su organización centrada en la monitorización continua y las intervenciones complejas. Aunque todos estos servicios comparten un objetivo común -atender a pacientes en situaciones a veces críticas-, los cuidados intensivos se diferencian por la forma en que responden a las necesidades de los pacientes, la gravedad de los casos que tratan y el nivel de conocimientos técnicos y vigilancia que requieren.

Empecemos comparando los cuidados intensivos con los **servicios de urgencias**, que suelen ser el punto de entrada de los pacientes en el sistema hospitalario durante un episodio agudo. Los servicios de urgencias están diseñados para recibir a todo tipo de pacientes, independientemente de su gravedad, para una evaluación inicial y un tratamiento inmediato. Los pacientes suelen llegar a los servicios de urgencias de forma inesperada, con síntomas diversos, y se les clasifica en función de la gravedad de su estado. Este triaje permite dar prioridad a los casos más graves para tratarlos lo antes posible. Así pues, la atención de urgencia suele basarse en intervenciones inmediatas destinadas a estabilizar al paciente antes de derivarlo a un servicio adecuado, ya sea un servicio de atención convencional, un quirófano o una unidad de cuidados intensivos.

Los cuidados intensivos, en cambio, acogen a pacientes que ya han sido identificados como en estado crítico y que requieren una vigilancia constante. A diferencia de los servicios de urgencias, donde los pacientes son evaluados ad hoc y derivados a otros servicios una vez estabilizado su estado, los cuidados intensivos están diseñados para proporcionar una monitorización continua, las 24 horas del día, con atención constante a las funciones vitales del paciente. La gran diferencia es que en los cuidados intensivos se considera que todo paciente corre el riesgo de deteriorarse en cualquier momento, lo que requiere no sólo una vigilancia tecnológica intensiva, sino también la presencia constante de personal asistencial, listo para intervenir de inmediato. Mientras que el servicio de urgencias es un lugar para la gestión rápida de crisis, los cuidados intensivos son un lugar para la gestión prolongada y meticulosa de la inestabilidad vital.

Otra distinción clave es la naturaleza de la asistencia prestada en estos dos servicios. En los servicios de urgencias, las intervenciones suelen limitarse a acciones inmediatas para reanimar, estabilizar o tratar síntomas agudos, como detener una hemorragia, intubar a un paciente con dificultad respiratoria o administrar tratamientos de urgencia para un infarto de miocardio. Una vez finalizados estos procedimientos, el paciente suele ser trasladado a otro departamento para su seguimiento. En cuidados intensivos, las intervenciones son mucho más complejas y forman parte de una gestión continua de la inestabilidad. Los pacientes pueden permanecer en cuidados intensivos varios días, o incluso semanas, y cada momento requiere ajustes constantes de los tratamientos, los equipos de soporte vital y los protocolos de atención.

El papel de **las salas de cirugía** también difiere significativamente de los cuidados intensivos. En cirugía, el paciente ingresa para someterse a una operación programada o de urgencia para tratar una patología específica, como una apendicitis, una fractura, un tumor o una intervención cardíaca. La intervención quirúrgica en sí es el punto central del departamento, con un objetivo claramente definido: reparar, extirpar o corregir una anomalía en el organismo. El papel de los cirujanos y del equipo quirúrgico es llevar a cabo esta operación con precisión y estabilizar al paciente en las horas siguientes.

Tras una operación, los pacientes suelen ser trasladados a una sala de recuperación o unidad de cuidados postoperatorios donde se les vigila estrechamente para detectar cualquier complicación inmediata asociada a la operación, como hemorragias o problemas respiratorios. Sin embargo, esta vigilancia dura poco y, una vez estabilizado, el paciente suele ser trasladado a un servicio quirúrgico donde los cuidados son menos intensivos.

Por el contrario, los cuidados intensivos reciben a pacientes que, incluso después de una operación exitosa, permanecen en un estado extremadamente frágil. Suele tratarse de pacientes que han sido sometidos a intervenciones quirúrgicas importantes, como trasplantes de órganos, operaciones cardíacas complejas o intervenciones de urgencia tras traumatismos graves, y que requieren una vigilancia constante para garantizar que sus funciones vitales sigan funcionando correctamente. Los cuidados intensivos son, por tanto, el lugar donde se atiende a los pacientes postoperados más frágiles cuando sus funciones vitales siguen amenazadas. El seguimiento de los pacientes en cuidados intensivos va mucho más allá de la fase postoperatoria inmediata, prestando una atención constante a las más mínimas variaciones de los parámetros vitales durante un periodo prolongado, con el fin de prevenir cualquier fallo orgánico, infección grave o complicación imprevista.

Los cuidados intensivos también difieren de la cirugía en el tipo de equipo utilizado y en las habilidades requeridas. En cirugía, la atención se centra en las técnicas quirúrgicas, con equipos especializados para abrir, explorar y reparar el cuerpo. En cuidados intensivos, el equipo se centra en apoyar las funciones vitales: respiradores mecánicos, dispositivos de diálisis continua, infusiones de alto flujo, monitores multiparamétricos, entre otros. Los cuidadores de cuidados intensivos deben dominar el uso de estas complejas tecnologías y ser capaces de ajustar constantemente los parámetros de las máquinas en función de los cambios en el estado del paciente.

Por último, la relación con el tiempo es fundamentalmente diferente entre los cuidados intensivos y estos otros servicios. En urgencias, el tiempo se cuenta en lo inmediato: cada minuto puede ser decisivo para la supervivencia del paciente durante los primeros cuidados. En cirugía, el tiempo se planifica: una operación tiene un principio y un final, y el tiempo que se pasa en el quirófano es un hecho controlado, calculado en función de los requisitos de la operación. En cuidados intensivos, la relación con el tiempo es a la vez urgente y prolongada. Hay una vigilancia constante para reaccionar inmediatamente en caso de deterioro repentino, pero esta vigilancia es un proceso a largo plazo, porque los pacientes pueden permanecer en este estado vulnerable durante días o incluso semanas. Cada momento es potencialmente crítico, pero los cuidados se prolongan durante más tiempo, lo que exige una resistencia física y mental particular por parte de los equipos asistenciales.

○ Equipamiento tecnológico: monitores, ventiladores, bombas de infusión.

Los equipos tecnológicos de cuidados intensivos desempeñan un papel fundamental en la gestión de los pacientes en estado crítico. Estos dispositivos, como monitores, ventiladores y bombas de infusión, permiten una vigilancia e intervención constantes, esenciales para la supervivencia de los pacientes cuyas funciones vitales se han visto comprometidas. Estos equipos de alta tecnología se utilizan continuamente para vigilar los parámetros fisiológicos, apoyar a los órganos que fallan y administrar tratamientos con precisión. Cada uno de estos dispositivos es una herramienta indispensable para los equipos asistenciales, ya que proporciona datos en tiempo real y facilita una intervención rápida cuando el estado de un paciente se deteriora.

El **monitor** es sin duda el dispositivo más omnipresente en cuidados intensivos. Se conecta directamente al paciente mediante electrodos, sensores o sondas, y permite monitorizar de forma continua parámetros vitales esenciales. Estos monitores miden datos como la frecuencia cardiaca, la tensión arterial, la saturación de oxígeno, la frecuencia respiratoria y, a veces, incluso índices más complejos como la presión intracraneal o los niveles de gases en sangre. La pantalla del monitor muestra esta información en tiempo real en forma de curvas y cifras, lo que permite a los cuidadores detectar rápidamente los más mínimos cambios en el estado del paciente. En cuidados intensivos, esta monitorización continua es crucial, ya que la más mínima variación en cualquiera de estos parámetros puede indicar un deterioro inminente. Los monitores también están equipados con sistemas de alarma que se activan automáticamente cuando los valores se salen de los rangos normales definidos para cada paciente, llamando inmediatamente la atención de los cuidadores.

La precisión y capacidad de respuesta de los monitores no sólo permiten vigilar el estado de los pacientes, sino también orientar las decisiones clínicas. Por ejemplo, un descenso repentino de la saturación de oxígeno puede requerir una intervención inmediata para mejorar la oxigenación del paciente, mientras que una tensión arterial inestable puede indicar la necesidad urgente de reajustar los tratamientos farmacológicos. El monitor se convierte así en una herramienta esencial para anticiparse a las complicaciones y adaptar el tratamiento en tiempo real, al tiempo que garantiza una vigilancia constante, incluso en momentos en que el paciente está inconsciente o es incapaz de expresar su malestar.

Los ventiladores mecánicos son otra pieza clave del equipo utilizado en cuidados intensivos, sobre todo para pacientes con insuficiencia respiratoria. Estos dispositivos están diseñados para apoyar o sustituir completamente la función respiratoria en pacientes cuyos pulmones ya no pueden proporcionar una oxigenación sanguínea adecuada. Los pacientes con dificultad respiratoria aguda, insuficiencia respiratoria crónica descompensada o que han sido sometidos a una intervención quirúrgica mayor que requiere anestesia prolongada pueden necesitar un respirador para respirar. Este dispositivo funciona insuflando aire, enriquecido con oxígeno, en los pulmones a través de un tubo endotraqueal (intubación) o una traqueostomía, o utilizando mascarillas para formas menos invasivas como la ventilación no invasiva.

Los ventiladores mecánicos permiten controlar con precisión una serie de parámetros respiratorios, como la frecuencia respiratoria, el volumen de aire insuflado en cada respiración y la presión necesaria para abrir los pulmones. Este ajuste preciso es esencial, ya que permite adaptar la asistencia ventilatoria a las necesidades específicas de cada paciente, en función de la gravedad de su insuficiencia respiratoria o de las particularidades de su patología. El ventilador proporciona un apoyo vital, manteniendo una oxigenación adecuada de la sangre y eliminando el dióxido de carbono, al tiempo que reduce la carga de trabajo de los pulmones. Además de prolongar la vida de los pacientes con insuficiencia respiratoria, les ofrece la posibilidad de recuperarse, ya que alivia la carga que soportan sus pulmones y facilita su recuperación.

Las bombas de infusión son esenciales para la administración precisa y continua de fármacos y líquidos a los pacientes en cuidados intensivos. Permiten infundir sustancias directamente en el sistema vascular del paciente a ritmos programados con precisión. Estos fármacos, ya sean vasopresores para mantener la tensión arterial, analgésicos para controlar el dolor, sedantes para mantener al paciente en un estado de calma controlada o antibióticos para combatir infecciones graves, deben administrarse con extremo rigor, ya que una dosis demasiado baja o demasiado alta podría tener consecuencias peligrosas.

Las bombas de infusión están equipadas con una interfaz que permite programar la dosis exacta de cada fármaco, así como la velocidad a la que debe administrarse. Esta administración controlada es especialmente importante en cuidados intensivos, ya que los pacientes suelen encontrarse en un estado crítico en el que el más mínimo ajuste puede tener un impacto significativo. Por ejemplo, en un paciente en estado de shock, el flujo de fármacos vasoactivos debe ajustarse con precisión para mantener una presión arterial suficiente sin provocar complicaciones cardiovasculares. Las bombas de infusión permiten este ajuste fino, al tiempo que garantizan que los fármacos se administran de forma continua, sin interrupción.

Además de estas funciones esenciales, las bombas de infusión suelen utilizarse para administrar líquidos intravenosos, como soluciones para rehidratar al paciente, nutrientes en el caso de la nutrición parenteral o sangre en el de las transfusiones. También están equipadas con sistemas de alarma para señalar cualquier problema, como una obstrucción en la línea de infusión, una desconexión accidental o el fin de la infusión. Este nivel de seguridad garantiza que los cuidadores sean alertados inmediatamente de cualquier fallo, minimizando el riesgo para el paciente.

Estos tres dispositivos -monitores, ventiladores y bombas de infusión- no funcionan de forma aislada en cuidados intensivos. Se utilizan de forma sincronizada para garantizar una gestión completa y continua del paciente. Por ejemplo, un paciente con ventilación mecánica también estará conectado a un monitor que controlará la eficacia de la ventilación midiendo la oxigenación de la sangre y los niveles de dióxido de carbono. Al mismo tiempo, las bombas de infusión administrarán fármacos para mantener la presión arterial o controlar la sedación, garantizando que todas las funciones vitales se mantienen de forma constante y simultánea.

Patologías comunes en cuidados intensivos

- ○ Sepsis, politraumatismo, insuficiencia respiratoria, insuficiencia cardíaca.

La sepsis, **el politraumatismo**, la **insuficiencia respiratoria** y la **insuficiencia cardiaca** son patologías graves que se encuentran con frecuencia en cuidados intensivos. Cada una de ellas representa un gran reto para los equipos asistenciales, ya que a menudo implican un fallo de las funciones vitales que requiere una vigilancia constante, un tratamiento intensivo y una estrecha coordinación entre los distintos especialistas. Estas afecciones se caracterizan por su capacidad para provocar un rápido deterioro y poner en peligro la vida de los pacientes, lo que las convierte en urgencias médicas en las que el tiempo y la precisión de la intervención son factores decisivos.

La sepsis es una infección sistémica grave que se produce cuando el organismo reacciona de forma desproporcionada ante una infección, desencadenando una cascada inflamatoria que puede provocar lesiones orgánicas generalizadas y múltiples fallos. No se trata simplemente de una infección local, como una neumonía o una infección urinaria, sino de una respuesta incontrolada del organismo que afecta a varios sistemas vitales a la vez. La sepsis puede evolucionar rápidamente a un shock séptico, en el que la presión arterial desciende peligrosamente y los órganos dejan de recibir suficiente sangre, lo que provoca el fallo de órganos como los riñones, el hígado o los pulmones.

En cuidados intensivos, el tratamiento de la sepsis es una carrera contrarreloj. El primer paso suele ser la administración rápida de antibióticos de amplio espectro para combatir la infección causante de la sepsis, incluso antes de que se haya identificado el patógeno preciso. También se administran líquidos intravenosos para mantener la presión arterial y la perfusión de los órganos. Si esto no es suficiente, se utilizan fármacos vasoactivos para mantener la circulación sanguínea. La ventilación mecánica puede ser necesaria si los pulmones están afectados, y a veces se utilizan técnicas como la hemodiálisis para mantener los riñones en caso de insuficiencia renal. La clave del éxito en el tratamiento de la sepsis es la rapidez en el reconocimiento y el tratamiento, ya que cada hora cuenta para evitar un fallo orgánico irreversible.

Por **politraumatismo** se entiende una situación en la que un paciente presenta varias lesiones graves, a menudo causadas por accidentes de tráfico, caídas importantes o agresiones físicas graves. Estas lesiones suelen afectar a varios sistemas corporales, por ejemplo fracturas óseas, traumatismos craneoencefálicos, hemorragias internas, lesiones torácicas y abdominales o traumatismos craneoencefálicos. El politraumatismo es una de las situaciones más complejas de los cuidados intensivos y requiere un tratamiento multidisciplinar en el que intervienen cirujanos, radiólogos, anestesistas, neurólogos y otros especialistas.

En cuidados intensivos, la prioridad en el tratamiento del politraumatismo es garantizar la estabilidad de las funciones vitales. Esto comienza con el manejo de las vías respiratorias para garantizar que el paciente pueda respirar, a veces con la ayuda de ventilación mecánica, seguido del control de la hemorragia para prevenir el shock hemorrágico. Las fracturas y otras lesiones ortopédicas se tratan con urgencia, pero la cirugía puede retrasarse hasta que el estado del paciente sea lo suficientemente estable como para soportar una operación. Los politraumatismos también requieren una vigilancia continua y un tratamiento cuidadoso de cualquier complicación, como infecciones o fallos orgánicos, que pueda surgir en los días siguientes al accidente.

La **insuficiencia respiratoria** es una afección en la que los pulmones son incapaces de garantizar un intercambio gaseoso suficiente, es decir, de oxigenar la sangre y eliminar el dióxido de carbono. Esta insuficiencia respiratoria puede producirse de forma aguda, por ejemplo durante una neumonía grave, una embolia pulmonar o un ataque grave de asma, o puede ser consecuencia de una enfermedad pulmonar crónica descompensada, como la enfermedad pulmonar obstructiva crónica (EPOC). La insuficiencia respiratoria es una urgencia vital, porque sin intervención puede provocar rápidamente hipoxia, es decir, falta de oxígeno en los tejidos, que puede causar lesiones cerebrales y fallo de otros órganos.

En cuidados intensivos, el tratamiento de la insuficiencia respiratoria se basa principalmente en la asistencia ventilatoria. Los pacientes con insuficiencia respiratoria suelen intubarse y

49

someterse a ventilación mecánica para garantizar que sus pulmones reciban suficiente aire y oxígeno. La ventilación puede ajustarse en función de las necesidades del paciente, aumentando el nivel de oxígeno o modificando la presión del aire inspirado para optimizar la respiración. En algunos casos, pueden ser necesarias técnicas más avanzadas, como la oxigenación por membrana extracorpórea (OMEC), para ayudar a los pacientes cuyos pulmones no responden a los tratamientos convencionales. Al mismo tiempo, es crucial la tratar causa subyacente de la insuficiencia respiratoria, ya sea una infección pulmonar, una acumulación de líquido en los pulmones (edema pulmonar) o un problema de los músculos respiratorios.

Por último, la **insuficiencia cardiaca** se produce cuando el corazón es incapaz de bombear suficiente sangre para satisfacer las necesidades del organismo. Puede ser aguda, como en el caso de un infarto de miocardio, o crónica, empeorando progresivamente con el tiempo como consecuencia de afecciones como la hipertensión o la miocardiopatía. La insuficiencia cardíaca puede provocar la acumulación de líquido en los pulmones (edema pulmonar) y otras partes del cuerpo, con las consiguientes dificultades respiratorias, fatiga e hinchazón de las extremidades inferiores. Cuando el corazón ya no puede mantener una presión arterial suficiente, también puede producirse un shock cardiogénico, una forma grave de insuficiencia cardíaca en la que el organismo deja de recibir suficiente oxígeno.

En cuidados intensivos, el tratamiento de la insuficiencia cardíaca se basa en una combinación de fármacos y dispositivos de asistencia cardíaca. Se utilizan diuréticos para reducir la retención de líquidos, mientras que pueden administrarse fármacos como inótropos y vasopresores para aumentar la fuerza de contracción del corazón y mejorar la circulación sanguínea. En los casos más graves, pueden ser necesarios dispositivos de asistencia circulatoria, como bombas intraaórticas o dispositivos de asistencia ventricular, para sostener temporalmente el corazón hasta que mejore su función, o mientras se espera un trasplante de corazón.

○ Tratamiento de urgencia: shock séptico, parada cardiaca, dificultad respiratoria aguda.

La gestión de urgencias en cuidados intensivos es un campo en el que cada segundo cuenta, y donde la rapidez y precisión de las intervenciones pueden significar la diferencia entre la vida y la muerte. Entre las urgencias más frecuentes y graves a las que tienen que hacer frente los equipos de cuidados se encuentran **el shock séptico**, la **parada cardiaca** y la **dificultad respiratoria aguda**. Cada una de estas situaciones requiere una respuesta inmediata y coordinada, así como un conocimiento profundo de los protocolos de emergencia, ya que representan fallos importantes de los sistemas vitales del cuerpo humano.

El shock séptico es una forma extremadamente grave de sepsis, una infección generalizada en la que el organismo reacciona de forma desproporcionada, provocando una inflamación sistémica. En el shock séptico, esta respuesta inflamatoria provoca una caída drástica de la presión arterial, comprometiendo el riego sanguíneo de los órganos vitales. Si no se trata rápidamente, este fallo circulatorio conduce a un fallo multiorgánico, que afecta en particular a los riñones, el hígado, el corazón y los pulmones. El shock séptico es una emergencia potencialmente mortal porque, en ausencia de una perfusión adecuada de los órganos, los tejidos empiezan a morir, creando un círculo vicioso que empeora el estado del paciente.

En cuidados intensivos, el tratamiento del shock séptico se basa en una intervención rápida y agresiva. La primera prioridad es restablecer la presión arterial y la perfusión de los órganos administrando grandes cantidades de líquidos intravenosos, a menudo mediante infusiones de alto flujo. Si esto no es suficiente, se utilizan fármacos vasoactivos como la noradrenalina para contraer los vasos sanguíneos y favorecer la circulación. Al mismo tiempo, se administran precozmente antibióticos de amplio espectro para combatir la infección causante de la sepsis, ya que cada hora de retraso en la administración de antibióticos aumenta el riesgo de mortalidad. Los cuidadores deben vigilar constantemente los parámetros vitales y ajustar los tratamientos en función de la respuesta del paciente. El tratamiento del shock séptico requiere una vigilancia continua de los órganos afectados, con tratamientos de apoyo como la diálisis en caso de insuficiencia renal, o la ventilación mecánica si los pulmones están afectados. El objetivo es invertir rápidamente la espiral del fallo orgánico antes de que sea irreversible.

La **parada cardiaca** es otra emergencia crítica, caracterizada por la incapacidad repentina del corazón para bombear sangre, lo que provoca una pérdida inmediata de conciencia y la ausencia de pulso. Sin una intervención inmediata, la parada cardiaca conduce rápidamente a la muerte debido a la privación de oxígeno a los órganos vitales, en particular el cerebro. Las causas de la parada cardiaca pueden ser variadas: infarto de miocardio, trastornos del ritmo cardiaco, embolia pulmonar o incluso una complicación de otra patología subyacente. En cuidados intensivos, la parada cardiaca suele ser un acontecimiento esperado debido al estado crítico de los pacientes, pero siempre debe tratarse como una emergencia absoluta.

El manejo de la parada cardiaca se basa en la activación inmediata del protocolo de **reanimación cardiopulmonar (RCP)**. El masaje cardiaco externo se inicia en cuanto se detiene el corazón para mantener una circulación sanguínea mínima y oxigenar los órganos vitales hasta que se pueda reiniciar el corazón. Al mismo tiempo, se utiliza un desfibrilador para administrar descargas eléctricas si la parada cardiaca se debe a un trastorno del ritmo como la fibrilación ventricular. En cuidados intensivos, la desfibrilación puede realizarse muy rápidamente, ya que los equipos de monitorización permiten detectar la parada cardiaca en tiempo real. Además, fármacos como la adrenalina o la amiodarona pueden administrarse rápidamente a través de vías venosas ya colocadas. El papel de los cuidadores es crucial para garantizar que la reanimación cardiopulmonar se lleve a cabo de forma eficaz, con masajes de calidad y un soporte ventilatorio adecuado mediante intubación y ventilación mecánica. El éxito de la reanimación depende no sólo de la rapidez de las intervenciones, sino también de la causa subyacente de la parada cardiaca, que debe identificarse y tratarse rápidamente para evitar que se repita.

La **dificultad respiratoria aguda** es otra urgencia importante, caracterizada por una incapacidad repentina de los pulmones para garantizar un intercambio gaseoso eficaz, lo que provoca hipoxemia (falta de oxígeno en la sangre) e hipercapnia (acumulación de dióxido de carbono). Este estado suele darse en patologías como el edema pulmonar, la neumonía grave, la embolia pulmonar o el síndrome de distrés respiratorio agudo (SDRA), que puede estar causado por infecciones graves, traumatismos o inflamación pulmonar. La dificultad respiratoria aguda es extremadamente peligrosa, porque sin oxígeno suficiente, órganos vitales como el cerebro y el corazón empiezan a fallar rápidamente.

En cuidados intensivos, el tratamiento de la dificultad respiratoria aguda se basa en la asistencia ventilatoria. En los casos más graves, se realiza una intubación para conectar al paciente a un ventilador mecánico, que toma el relevo de los pulmones para insuflar aire y mantener una oxigenación adecuada. El ventilador se ajusta en función de las necesidades específicas del paciente, con ajustes constantes para optimizar la presión, el volumen de aire insuflado y la concentración de oxígeno. En algunos casos, como el síndrome de dificultad respiratoria aguda (SDRA), son necesarias estrategias de ventilación protectoras de los pulmones, como el uso de volúmenes corrientes bajos y presiones positivas al final de la espiración (PEEP), para evitar agravar el daño pulmonar.

El tratamiento de la dificultad respiratoria no se limita a la ventilación. También es esencial tratar la causa subyacente, ya sea una infección, una embolia pulmonar u otra patología. Paralelamente, son esenciales los tratamientos de apoyo, como los diuréticos para reducir la acumulación de líquido en los pulmones o los antibióticos para tratar la neumonía. El objetivo es estabilizar la función respiratoria al tiempo que se permite la curación gradual de los pulmones.

○ Multidisciplinariedad en el manejo de pacientes críticos.

El tratamiento de los pacientes críticos se basa en un principio fundamental de los cuidados intensivos: **la multidisciplinariedad**. Ante la complejidad de las condiciones clínicas y la multiplicidad de fallos orgánicos que suelen darse en este servicio, ningún profesional sanitario puede actuar solo. La supervivencia y recuperación de los pacientes críticos requiere una colaboración estrecha y coordinada entre diversos especialistas y profesionales sanitarios. Es este enfoque multidisciplinar el que garantiza una atención integral y eficaz adaptada a cada paciente, combinando la experiencia complementaria de cada miembro del equipo.

En cuidados intensivos, los pacientes sufren a menudo patologías complejas que afectan simultáneamente a varios sistemas vitales. Por ejemplo, un paciente ingresado tras un traumatismo grave puede presentar una insuficiencia respiratoria que requiera la intervención de un neumólogo, fracturas complejas que requieran la intervención de un traumatólogo y un estado de shock hemorrágico que requiera el tratamiento de un anestesista-reanimador y un cardiólogo. Del mismo modo, una persona en estado de shock séptico puede necesitar tratamiento para estabilizar la tensión arterial, asistencia respiratoria y cuidados renales para tratar la insuficiencia renal aguda. Dada esta complejidad, un enfoque multidisciplinar permite abordar cada aspecto de la enfermedad con conocimientos específicos, al tiempo que se garantiza una coordinación fluida entre los distintos tratamientos.

Uno de los principales protagonistas de este enfoque multidisciplinar es el **médico de cuidados intensivos**, que a menudo desempeña el papel de director de orquesta en la gestión global de los pacientes. Es el responsable de coordinar los cuidados, supervisar las intervenciones y garantizar que cada especialidad se moviliza en el momento y la forma adecuados. El reanimador trabaja en estrecha colaboración con otros especialistas, en función de las necesidades específicas del paciente. Por ejemplo, en caso de insuficiencia cardiaca aguda, se consultará a un cardiólogo para evaluar y ajustar los tratamientos. Si un paciente está intubado y con ventilación mecánica, intervendrá un neumólogo para evaluar el estado de los pulmones y ajustar los parámetros de ventilación. Además, si se produce una insuficiencia renal, se llamará a un nefrólogo para establecer la diálisis si es necesario.

Las enfermeras de cuidados intensivos también desempeñan un papel fundamental en este equipo multidisciplinar. Su labor va mucho más allá de la mera prescripción médica. Son los ojos y los oídos junto a la cama del paciente, controlan constantemente los parámetros vitales y señalan cualquier cambio que pueda requerir una intervención médica inmediata. Trabajan en estrecha colaboración con los médicos y otros miembros del equipo, adaptando los cuidados a los cambios en el estado clínico del paciente. Su papel es también relacional, ya que actúa como enlace entre las distintas disciplinas, facilitando la comunicación y asegurándose de que todos los implicados estén informados de la evolución del paciente.

Los fisioterapeutas también son parte integrante de este equipo multidisciplinar. A menudo se subestima su papel, pero es esencial en la rehabilitación de los pacientes críticos. En cuidados intensivos, muchos pacientes están encamados durante largos periodos, a veces sedados o intubados, lo que puede provocar complicaciones asociadas a la inmovilidad, como escaras o infecciones pulmonares. Los fisioterapeutas intervienen para movilizar a los pacientes, incluso a los que están intubados, con el fin de prevenir estas complicaciones y mejorar su recuperación respiratoria y muscular. Su experiencia en rehabilitación respiratoria también es crucial para ayudar a los pacientes a abandonar la ventilación mecánica y recuperar su autonomía respiratoria.

Los farmacéuticos de hospital aportan su experiencia en la gestión de tratamientos complejos. En cuidados intensivos, los pacientes suelen recibir multitud de fármacos, desde antibióticos y sedantes hasta vasopresores y anticoagulantes. Los farmacéuticos colaboran con los médicos para ajustar las dosis, evitar interacciones farmacológicas peligrosas y garantizar que los tratamientos se administren de forma óptima. También pueden recomendar alternativas terapéuticas en casos de alergia o insuficiencia renal, y son responsables de la gestión de fármacos con estrechos márgenes terapéuticos que requieren un estrecho seguimiento.

En determinadas situaciones, **los nutricionistas** también desempeñan un papel clave. Los pacientes de cuidados intensivos, sobre todo los sometidos a ventilación mecánica o con insuficiencia multiorgánica, suelen tener necesidades nutricionales específicas. La nutrición enteral o parenteral (por sonda o infusión) suele utilizarse para alimentar a pacientes que no pueden comer normalmente. Los nutricionistas evalúan las necesidades de energía, proteínas y electrolitos de los pacientes y ajustan la ingesta en función de la evolución clínica. Una nutrición adecuada puede mejorar la cicatrización, prevenir la desnutrición y favorecer la recuperación de los órganos.

Los psicólogos y **trabajadores sociales** también forman parte de este enfoque multidisciplinar. Los cuidados intensivos no sólo afectan al cuerpo, sino también a la mente, tanto de los pacientes como de sus familiares. Los pacientes de cuidados intensivos se enfrentan a menudo a momentos de gran angustia psicológica, tanto si son conscientes de la gravedad de su situación como si la experimentan después de que se les haya retirado la sedación. Los psicólogos prestan apoyo a los pacientes con trastornos emocionales y ayudan a las familias a afrontar el estrés, la ansiedad y, a veces, el duelo. Los trabajadores sociales ayudan a las familias con los trámites administrativos y preparan el alta de la sala, facilitando el regreso a casa o el ingreso en un centro de cuidados de seguimiento.

Por último, es esencial mencionar que esta colaboración interdisciplinar no se limita a intervenciones puntuales. Se basa en **una comunicación constante** y en **reuniones periódicas de**

consulta, durante las cuales los equipos analizan los casos de los pacientes, intercambian opiniones sobre la evolución clínica y ajustan en consecuencia las estrategias de tratamiento. Estas reuniones garantizan que se tengan en cuenta todos los aspectos de la salud del paciente y que la atención se adapte a su evolución. Las decisiones se toman a menudo de forma colectiva, y cada miembro del equipo aporta su propio punto de vista, lo que contribuye a una asistencia armonizada e integrada.

Capítulo 2

La vida cotidiana del auxiliar de enfermería de cuidados intensivos

Cuidados básicos: una experiencia necesaria

◦ Higiene y confort en situaciones críticas.
En cuidados intensivos, la higiene y el confort del paciente son elementos fundamentales de la gestión, incluso en situaciones en las que la prioridad parece ser el mantenimiento de las funciones vitales y la estabilización del estado crítico. De hecho, aunque a menudo se hace hincapié en los tratamientos médicos avanzados y la tecnología, la higiene y el confort desempeñan un papel fundamental en la recuperación del paciente y la prevención de complicaciones. Estos cuidados, que pueden parecer básicos a primera vista, tienen una importancia crucial en un entorno en el que cada detalle cuenta para preservar la salud del paciente y favorecer su recuperación.

La higiene en cuidados intensivos va mucho más allá de mantener el cuerpo limpio. En un entorno en el que los pacientes a menudo no pueden moverse, a veces están inconscientes o intubados, las rutinas diarias de higiene se convierten en actos de cuidado por derecho propio. Su objetivo no es sólo garantizar el bienestar y la dignidad del paciente, sino también prevenir complicaciones graves, como las infecciones nosocomiales. Los pacientes de cuidados intensivos son especialmente vulnerables a las infecciones debido a la presencia de dispositivos invasivos, como catéteres, sondas urinarias o tubos endotraqueales, que aumentan el riesgo de que entren gérmenes en su organismo.

Esto significa que el cuidado corporal no es una simple cuestión de limpieza, sino una intervención técnica y preventiva esencial. El cuidador se asegura de que el paciente esté totalmente aseado, incluso en estado crítico, respetando estrictos protocolos de asepsia para evitar contaminaciones. Cada paso está meticulosamente pensado: lavarse las manos, llevar guantes estériles, utilizar toallitas antisépticas o jabones específicos para determinadas zonas del cuerpo, sobre todo alrededor de dispositivos invasivos, todo se hace para minimizar el riesgo de infección. La higiene bucal también es un aspecto crucial, sobre todo en los pacientes intubados, ya que ayuda a prevenir la neumonía asociada a la ventilación mecánica, una de las complicaciones más frecuentes y graves en cuidados intensivos.

La comodidad del paciente es otro aspecto que no puede descuidarse, ni siquiera en las situaciones más críticas. En cuidados intensivos, los pacientes suelen estar encamados durante largos periodos, y esta inmovilidad forzada los expone a diversos riesgos, como la aparición de úlceras por presión, lesiones cutáneas graves causadas por la presión prolongada sobre determinadas partes del cuerpo. La prevención de las escaras forma parte integrante de los cuidados de confort, y se basa en gestos sencillos pero esenciales, como cambiar regularmente de posición al paciente, utilizar colchones especiales antiescaras y examinar atentamente la piel para detectar los primeros signos de enrojecimiento o irritación. Aunque estas acciones puedan parecer rutinarias, son vitales para evitar complicaciones que podrían tener graves repercusiones en el pronóstico del paciente.

Además de la prevención de las úlceras por presión, la comodidad también incluye cuidados menos visibles pero igualmente importantes, como el ajuste de las sábanas, la colocación ergonómica del cuerpo y la gestión de la temperatura ambiente para garantizar que el paciente no sienta ni frío ni calor excesivo. Un paciente bien situado, con cojines para apoyar las partes del cuerpo con riesgo de presión, estará más cómodo y menos expuesto a las complicaciones asociadas a la inmovilidad.

El confort también implica la gestión del dolor, un aspecto que a menudo se subestima en situaciones críticas. Aunque el paciente esté inconsciente o sedado, es esencial vigilar y tratar el dolor de forma proactiva. Los cuidadores deben estar atentos a los signos sutiles de dolor, como los cambios en la frecuencia cardiaca, la tensión arterial o los movimientos del paciente, que pueden indicar malestar no verbal. La administración regular de analgésicos y sedantes, adaptados al estado del paciente, garantiza que, incluso en los momentos más críticos, se minimice el sufrimiento. Este enfoque no sólo pretende mejorar el confort inmediato del paciente, sino también facilitar su recuperación, ya que un paciente con dolor constante o incómodo tiene más probabilidades de sufrir complicaciones.

El confort psicológico, aunque difícil de medir en pacientes críticos, también forma parte de los cuidados. Los cuidadores procuran mantener un entorno tranquilo, limitando en la medida de lo posible las fuentes de estrés, como el ruido excesivo de las máquinas o la luz brillante. Hablar en voz baja a los pacientes, aunque estén inconscientes, explicarles los procedimientos que se están llevando a cabo o simplemente ponerles una mano reconfortante en el hombro son gestos que humanizan los cuidados y pueden aportar cierto grado de confort, incluso en un estado de alteración de la conciencia.

Otro aspecto importante de los cuidados de higiene y confort es el apoyo a las familias. En un servicio en el que a veces lo técnico parece primar sobre lo humano, es esencial que los familiares vean que se prodigan gestos de cuidado y respeto a su progenitor o pariente. La limpieza, la dignidad y la comodidad del paciente son elementos visibles que a menudo aportan cierto grado de tranquilidad a las familias, demostrándoles que, incluso en el estado más crítico, su ser querido está siendo tratado con cuidado y compasión. Este vínculo entre cuidados técnicos y humanidad es crucial en cuidados intensivos, ya que refuerza la confianza de las familias en el equipo asistencial.

○　　Prevención de escaras y movilización frecuente.
La prevención de las úlceras por presión y la **movilización frecuente** son aspectos esenciales del tratamiento de los pacientes en cuidados intensivos, donde la inmovilidad prolongada suele ser inevitable. Los pacientes ingresados en estas unidades suelen encontrarse en estado crítico, a menudo inconscientes, sedados o inmovilizados por dispositivos médicos como respiradores o catéteres. Esta inmovilidad, combinada con una circulación sanguínea deficiente, les expone a un alto riesgo de desarrollar

úlceras por presión, lesiones de la piel y los tejidos subyacentes causadas por la presión prolongada sobre determinadas partes del cuerpo. Si no se previenen, las úlceras por presión pueden provocar complicaciones graves, como infecciones y dolor crónico, e incluso prolongar la hospitalización o comprometer la recuperación del paciente.

Las úlceras por presión se forman principalmente en las zonas óseas, donde la presión ejercida por el peso del cuerpo sobre la piel no se compensa con el movimiento o un cambio de posición. Los talones, las caderas, las nalgas, la parte baja de la espalda y los omóplatos son algunas de las zonas más vulnerables. En cuidados intensivos, donde los pacientes pueden permanecer encamados durante largos periodos, la presión ejercida sobre estos puntos puede provocar una interrupción del riego sanguíneo a los tejidos, causando daños irreversibles. Por tanto, prevenir estas lesiones cutáneas se convierte en una prioridad para el equipo asistencial.

La **movilización frecuente de** los pacientes es la estrategia más eficaz para prevenir las úlceras por presión. Consiste en cambiar periódicamente de posición al paciente para reducir la presión prolongada sobre las zonas de riesgo y estimular la circulación sanguínea. En la práctica, esto significa que los cuidadores deben cambiar de posición a los pacientes cada dos horas, o incluso con más frecuencia, dependiendo de su estado y de las recomendaciones específicas para cada paciente. A primera vista, se trata de un procedimiento sencillo, pero requiere mucho cuidado. Debe realizarse con cuidado, evitando fricciones que puedan dañar la frágil piel de los pacientes. El uso de sábanas deslizantes, cojines de apoyo o colchones especializados ayuda a limitar los traumatismos de la piel durante el movimiento y a distribuir uniformemente la presión sobre las zonas de riesgo.

La elección de dispositivos de apoyo, como colchones y cojines antiescaras, también es un factor clave para prevenir las úlceras por presión. Estos colchones especializados, a menudo con presión alternante o fabricados con materiales viscoelásticos, ayudan a distribuir la presión sobre una mayor superficie del cuerpo y evitan que determinadas zonas soporten el peso de la inmovilización durante demasiado tiempo. Los cojines colocados bajo los talones o las caderas alivian la presión sobre estas zonas específicas y mantienen a los pacientes en una posición cómoda sin exponerlos al riesgo de lesiones cutáneas. El objetivo es asegurar una distribución armoniosa de la presión, a fin de reducir los puntos de presión y garantizar al mismo tiempo la comodidad del paciente.

Además de la movilización y el uso de dispositivos de apoyo, es crucial vigilar atentamente el estado de **la piel de los pacientes**. Los cuidadores deben examinar periódicamente las zonas vulnerables para detectar los primeros signos de úlceras por presión, como enrojecimiento persistente, endurecimiento de la piel o formación de ampollas. La piel enrojecida que no palidece bajo presión suele ser el primer signo de que se está empezando a formar una úlcera por presión. En esta fase, una intervención rápida, como cambiar de posición, utilizar protección específica o intensificar los cuidados de la piel, puede evitar que la lesión progrese. Las cremas hidratantes, los apósitos protectores o las películas de barrera cutánea se utilizan para reforzar la piel y protegerla de la fricción o la humedad, que pueden aumentar el riesgo de úlceras por presión.

La movilización **activa**, siempre que sea posible, es otro método eficaz para prevenir las úlceras por presión. Si el estado del paciente lo permite, el equipo de cuidados intensivos, en colaboración con los fisioterapeutas, fomenta los movimientos pasivos o activos. Incluso los movimientos limitados, como levantar ligeramente los brazos o las piernas, pueden ayudar a estimular la circulación sanguínea y prevenir las complicaciones asociadas a la inmovilización. En el caso de pacientes ventilados o sedados, los cuidadores pueden utilizar técnicas de movilización pasiva para estimular músculos y articulaciones, prevenir la rigidez y mejorar la circulación.

La prevención de las úlceras por presión no se limita a la movilización. Forma parte de un planteamiento más amplio destinado a mantener un **entorno cutáneo sano**. Esto incluye el control de la humedad, que es un factor de riesgo importante para la formación de úlceras por presión. La humedad, causada por la transpiración, la incontinencia o la pérdida de fluidos corporales, debilita la piel y la hace más susceptible de sufrir daños. En cuidados intensivos, los pacientes se enfrentan a menudo a estas situaciones, sobre todo a consecuencia de sondas urinarias o cortes en la piel. La aplicación de protocolos de higiene rigurosos, como el cambio frecuente de compresas absorbentes, el secado cuidadoso de las zonas húmedas y la aplicación de barreras cutáneas, es esencial para mantener la piel sana y prevenir complicaciones.

Por último, la **formación del personal de enfermería** en buenas prácticas de prevención de las úlceras por presión es un factor clave para el éxito. El personal de enfermería, los auxiliares de cuidados y los fisioterapeutas deben ser conscientes de la importancia de la movilización, la vigilancia de la piel y el uso de dispositivos contra las úlceras por presión. Esta formación periódica ayuda a normalizar las prácticas y a garantizar que cada paciente se beneficie de las mejores estrategias de prevención. Los equipos también deben comunicarse eficazmente para coordinar los cambios de posición, la vigilancia de la piel y los cuidados adecuados.

○ Control de las constantes vitales: tensión arterial, saturación de oxígeno, temperatura.

La monitorización de las constantes vitales es uno de los pilares fundamentales de la gestión de los pacientes de cuidados intensivos. Estas mediciones permiten controlar en tiempo real el estado clínico de los pacientes y detectar signos precoces de deterioro, lo que da a los cuidadores la oportunidad de intervenir rápidamente para evitar complicaciones graves. Las constantes vitales, como **la tensión arterial**, la **saturación de oxígeno** y la **temperatura corporal**, proporcionan información esencial sobre las funciones circulatoria, respiratoria y termorreguladora del paciente. El control riguroso de estas constantes vitales es una prioridad constante en cuidados intensivos, ya que ayuda a mantener el equilibrio de las funciones vitales en un entorno en el que todo puede cambiar muy rápidamente.

La toma de la tensión arterial es un elemento clave de este control. Mide la presión que ejerce la sangre sobre las paredes arteriales con cada latido. La tensión arterial refleja la eficacia del corazón para bombear la sangre y distribuirla a los órganos vitales, así como el estado de los vasos sanguíneos y su capacidad para regular el flujo sanguíneo. Una tensión arterial demasiado baja (hipotensión) puede ser un signo de shock, ya sea séptico, hemorrágico o cardiogénico, que provoca una perfusión insuficiente de los órganos y tejidos, lo que puede conducir rápidamente a un fallo multiorgánico. Por el contrario, una presión arterial excesivamente alta (hipertensión) puede sobrecargar el corazón y los vasos sanguíneos, aumentando el riesgo de accidente cerebrovascular o insuficiencia cardíaca.

En cuidados intensivos, la presión arterial suele controlarse continuamente mediante catéteres arteriales, que permiten medirla en tiempo real. Estos dispositivos son indispensables para ajustar los tratamientos, en particular las infusiones de fármacos vasoactivos destinados a favorecer la tensión arterial, como la noradrenalina o la dopamina. La monitorización continua también permite reaccionar instantáneamente ante cualquier fluctuación, adaptando las dosis de medicación o ajustando la cantidad de líquidos administrados para estabilizar al paciente. La precisión y la rapidez de intervención son cruciales en este caso, ya que las variaciones bruscas de la presión arterial pueden tener consecuencias graves, sobre todo en pacientes cuyos órganos ya están debilitados.

La saturación de oxígeno (SpO2) es otro parámetro vital que hay que vigilar de cerca, ya que indica el nivel de oxigenación de la sangre. Refleja la capacidad de los pulmones para captar el oxígeno del aire y transferirlo a la sangre, un proceso esencial para la supervivencia. La saturación normal de oxígeno suele situarse entre el 95% y el 100%. Si la cifra desciende por debajo de este rango, significa que los tejidos y órganos no reciben suficiente oxígeno, lo que puede provocar rápidamente daños irreversibles, sobre todo en el cerebro y el corazón. Una saturación demasiado baja puede ser signo de insuficiencia respiratoria, neumonía, edema pulmonar o embolia pulmonar, afecciones todas ellas que requieren una intervención inmediata.

La saturación de oxígeno se controla de forma no invasiva mediante un pulsioxímetro, un pequeño dispositivo que se coloca en la yema del dedo o en el lóbulo de la oreja y que mide la cantidad de oxígeno transportado por la hemoglobina en la sangre. En cuidados intensivos, esta medición suele ser continua, lo que permite evaluar en tiempo real el estado respiratorio del paciente. Si la saturación de oxígeno disminuye, los cuidadores pueden ajustar rápidamente los parámetros de la ventilación mecánica o aumentar la cantidad de oxígeno administrada al paciente. Al mismo tiempo, es esencial identificar la causa de la desaturación para poder tratarla de forma específica, ya sea con antibióticos para una infección pulmonar, diuréticos para un edema pulmonar u otras intervenciones concretas.

Por último, la **temperatura corporal** es un indicador fundamental del estado de salud de un paciente, sobre todo en un entorno de cuidados intensivos. La temperatura corporal refleja el correcto funcionamiento de los mecanismos de regulación térmica del organismo y puede ser un importante marcador de infección, inflamación o alteración metabólica. La fiebre (hipertermia) puede indicar la presencia de una infección, sepsis o reacción inflamatoria sistémica. Requiere una evaluación cuidadosa y un tratamiento adecuado, ya que una temperatura corporal excesivamente alta puede tener consecuencias graves, sobre todo para el cerebro y el sistema cardiovascular. Para reducir la fiebre pueden administrarse antitérmicos como el paracetamol, mientras que si se sospecha o confirma una infección se prescribirán antibióticos.

Por el contrario, un descenso anormal de la temperatura (hipotermia) puede producirse en pacientes en estado de shock, tras un traumatismo grave o en aquellos sometidos a sedación prolongada o ventilación mecánica. La hipotermia puede empeorar el estado del paciente al reducir la perfusión de los órganos y alterar las funciones vitales. Debe corregirse rápidamente, generalmente mediante mantas térmicas, líquidos calientes u otros métodos para restablecer la temperatura corporal normal. Por ello, una vigilancia rigurosa de la temperatura permite detectar y prevenir estas alteraciones, que pueden poner rápidamente en peligro la vida de los pacientes.

Trabajo en colaboración

○ Interacción con el personal de enfermería: seguir instrucciones, transmitir información crucial.

La interacción con el personal de enfermería de cuidados intensivos es un aspecto central de la gestión de los pacientes críticos, y se basa en una comunicación fluida, una transmisión rigurosa de la información y un cumplimiento preciso de las instrucciones médicas. En este entorno, donde cada acción y cada decisión pueden tener un impacto inmediato en la salud y la supervivencia de los pacientes, la calidad de la coordinación entre celadores, enfermeras y todo el equipo asistencial es crucial. Las enfermeras, como eje de la unidad de cuidados intensivos, desempeñan un papel esencial en la monitorización continua de los pacientes y en el ajuste de los cuidados en función de los cambios en su estado clínico. Su interacción con los demás miembros del equipo, en particular con los auxiliares de enfermería, se basa en la confianza mutua y en el intercambio constante de información crucial.

Una de las principales funciones de los enfermeros de cuidados intensivos es garantizar que **se sigan las instrucciones médicas** dictadas por los médicos. Estas instrucciones pueden incluir el manejo de la medicación, el ajuste de las infusiones, la monitorización de las constantes vitales o la preparación del paciente para un examen o procedimiento. El personal de enfermería es responsable de aplicar rigurosamente estas directrices, al tiempo que supervisa todos los cuidados al paciente. Para ello, suele apoyarse en auxiliares asistenciales, que le ayudan con los cuidados básicos y determinadas tareas técnicas.

Seguir instrucciones se traduce en acciones cotidianas que, aunque a veces se perciben como simples, son en realidad cruciales para el bienestar del paciente y el buen desarrollo del tratamiento. Por ejemplo, cuando un médico prescribe un cambio en el tratamiento de un paciente, como aumentar la dosis de un medicamento o cambiar la posición del paciente para mejorar su respiración, la enfermera debe asegurarse de que estas instrucciones se lleven a cabo rápida y correctamente. Los auxiliares de enfermería, que trabajan directamente con los enfermeros, desempeñan un papel clave en este proceso. Participan en la aplicación de las instrucciones, ayudan a recolocar al paciente, controlan las constantes vitales y garantizan la higiene del paciente. La transmisión de información entre enfermeros y auxiliares es, por tanto, esencial para garantizar que todo se hace a tiempo y según los protocolos establecidos.

Uno de los aspectos más importantes de la interacción con los enfermeros es **transmitir información crucial** sobre el estado del paciente. En cuidados intensivos, los auxiliares de enfermería pasan mucho tiempo junto a la cama del paciente, lo que les permite detectar rápidamente cambios sutiles en su estado. Puede tratarse de signos tan variados como un cambio en el color de la piel, una alteración del nivel de conciencia, una agitación inusual o un aumento del dolor. Aunque estos cambios puedan parecer menores, pueden ser los primeros signos de un deterioro más profundo del estado del paciente. Prestando atención a estos detallesel , cuidador debe informar inmediatamente a la enfermera de cualquier anomalía.

Esta **transmisión de información** es un elemento clave en la prevención de complicaciones y en la capacidad de reacción del equipo asistencial. Por ejemplo, si un auxiliar sanitario observa que la respiración de un paciente se está volviendo irregular o que su estado de conciencia parece alterado, debe informar inmediatamente al enfermero, que podrá tomar las medidas oportunas, como ajustar la configuración del respirador, comprobar las constantes vitales o alertar al médico si es necesario. La capacidad de comunicarse con eficacia y rapidez en estas situaciones es crucial, ya que permite anticipar posibles fallos y tomar medidas antes de que la situación se vuelva crítica.

Las enfermeras también desempeñan un papel fundamental en la **formación y supervisión de los auxiliares de cuidados**, asegurándose de que comprenden perfectamente las instrucciones y protocolos específicos de cada paciente. En cuidados intensivos, cada paciente es único y los cuidados deben adaptarse en función de la patología, la edad, el estado de conciencia y los tratamientos en curso. La experiencia de la enfermera le permite guiar a los auxiliares de enfermería para adaptar su práctica a las necesidades específicas de cada paciente. Esta interacción implica un intercambio constante de información, consejos prácticos y, a veces, ajustes de los métodos de trabajo.

Además, las enfermeras suelen **actuar como mediadoras** entre los auxiliares y los médicos, transmitiendo la información recabada de los auxiliares o explicando las decisiones médicas de forma clara y detallada. Se aseguran de que los auxiliares disponen de toda la información necesaria para comprender plenamente la situación clínica y adaptar los cuidados en consecuencia. Esta interacción es esencial para garantizar la continuidad de los cuidados y que todos los miembros del equipo compartan una visión común de las prioridades y los objetivos que deben alcanzarse.

Los informes orales al principio y al final de cada turno son también una parte fundamental de esta interacción. Los enfermeros, en colaboración con los auxiliares asistenciales, repasan el estado de cada paciente, los cuidados prestados, las observaciones importantes y las instrucciones para el turno siguiente. Estos momentos de transmisión son esenciales para mantener la continuidad de los cuidados y garantizar que se comparte toda la información pertinente. Permiten al equipo entrante tener una visión completa y actualizada del estado del paciente, para poder adaptar los cuidados y respetar las prioridades.

- ○ Participar en el manejo de pacientes intubados y ventilados.

El manejo de pacientes intubados y ventilados en cuidados intensivos es una tarea compleja que requiere una coordinación meticulosa entre todos los miembros del equipo sanitario, y en la que los auxiliares sanitarios desempeñan un papel fundamental. Estos pacientes suelen encontrarse en un estado crítico, incapaces de respirar por sí mismos y dependientes de la ventilación mecánica para garantizar un suministro adecuado de oxígeno a sus órganos vitales. La intubación, que consiste en introducir un tubo en la tráquea para mantener abiertas las vías respiratorias, permite conectar a estos pacientes a un ventilador mecánico que regula su respiración. Este procedimiento salva vidas, pero requiere una vigilancia y unos cuidados constantes, a los que los auxiliares sanitarios contribuyen de forma esencial.

Cuando el paciente está intubado y ventilado, la primera prioridad del equipo asistencial es asegurarse de que el tubo endotraqueal está correctamente colocado y de que la vía aérea permanece despejada. Los auxiliares asistenciales, bajo la supervisión de enfermeros y médicos, desempeñan un papel clave en el control diario de este dispositivo. Esto implica comprobar regularmente que el tubo no se ha desplazado, que los clips que lo sujetan están

71

bien apretados y que la boca y las vías respiratorias del paciente están despejadas. Los auxiliares suelen encargarse de la higiene bucal, un aspecto crucial para prevenir las infecciones pulmonares, en particular la neumonía asociada a la ventilación mecánica, una complicación frecuente en estos pacientes. Al limpiar la boca y aspirar las secreciones con regularidad, evitan la acumulación de mucosidad y bacterias que podrían migrar a los pulmones.

La supervisión de la ventilación mecánica en sí es también una tarea esencial en la que los cuidadores desempeñan un papel activo. Aunque la configuración y el ajuste del ventilador son responsabilidad de las enfermeras y los médicos, los auxiliares de cuidados desempeñan un papel importante en la vigilancia de los signos externos del paciente, que pueden indicar un fallo del sistema o un deterioro del estado respiratorio. Por ejemplo, un paciente que empieza a mostrar signos de agitación, cianosis (coloración azulada de la piel por falta de oxígeno) o aumento de los movimientos respiratorios puede ser señal de un problema de ventilación. En estos casos, es esencial que el auxiliar avise inmediatamente a la enfermera o al médico para poder intervenir rápidamente. Su presencia constante junto a la cama del paciente les convierte en los primeros testigos de los signos de alarma de una complicación respiratoria.

Además de la supervisión técnica, el auxiliar de enfermería participa en la **evaluación del confort del paciente ventilado**, un aspecto que suele ser difícil de captar porque estos pacientes, que suelen estar sedados o inconscientes, no pueden expresar verbalmente su malestar. La ventilación mecánica, aunque necesaria para su supervivencia, puede ser una experiencia estresante e incómoda. Por ello, los auxiliares sanitarios, en colaboración con el personal de enfermería, vigilan los indicadores indirectos de dolor o malestar, como los movimientos involuntarios, los cambios en la tensión arterial o la frecuencia cardiaca, o las expresiones faciales que puedan indicar malestar. A partir de estas observaciones, pueden sugerir ajustes en la sedación o solicitar una evaluación médica más profunda.

La inmovilidad prolongada de los pacientes intubados también plantea retos en cuanto a la **prevención de complicaciones asociadas al reposo en cama**, como las úlceras por presión y la estasis sanguínea. Los auxiliares sanitarios desempeñan un papel fundamental en la movilización pasiva de los pacientes intubados y ventilados. Cambian regularmente la posición del paciente para evitar que se formen úlceras por presión, procurando no alterar la colocación del tubo endotraqueal ni de otros dispositivos médicos. En colaboración con el personal de enfermería y los fisioterapeutas, también ayudan a movilizar las extremidades del paciente, aunque esté inconsciente, para estimular la circulación sanguínea y prevenir la trombosis. Estos cuidados de movilización son esenciales para mejorar la recuperación del paciente y minimizar las complicaciones secundarias a una inmovilidad prolongada.

Además de estas tareas físicas y técnicas, la **relación humana que** los asistentes sanitarios mantienen con los pacientes intubados es un elemento a menudo subestimado pero crucial para su recuperación. Incluso los pacientes bajo sedación profunda o inconscientes pueden percibir ciertas interacciones, y hay pruebas de que la comunicación y la estimulación verbal pueden tener un efecto positivo en su estado general. Los auxiliares de cuidados suelen ser los más cercanos al paciente, le hablan suavemente para explicarle lo que está ocurriendo y le tranquilizan con una presencia tranquila y afectuosa. Esta atención al aspecto humano de los cuidados ayuda a preservar la dignidad del paciente, incluso en un estado de total dependencia de las máquinas.

La estrecha colaboración con otros miembros del equipo es esencial en el cuidado de los pacientes intubados. Los auxiliares asistenciales deben trabajar en armonía con enfermeras y médicos para garantizar que la asistencia esté coordinada y que se cubran todos los aspectos del cuidado del paciente. Por ejemplo, antes de cualquier intervención, como cambiar de posición al paciente o llevar a cabo cuidados higiénicos, deben coordinarse con la enfermera para asegurarse de que los ajustes del ventilador son los adecuados y de que el estado del paciente permite llevar a cabo estos cuidados de forma segura. Esta coordinación es especialmente importante durante procedimientos complejos, como las aspiraciones traqueales, que deben realizarse con sumo cuidado para evitar traumatismos o infecciones.

- ○ Gestión del equipo médico: ayuda en la preparación, el mantenimiento y la desinfección.

La gestión de los equipos médicos en cuidados intensivos es una tarea vital que requiere rigor, organización y precisión. En un entorno en el que cada dispositivo puede ser vital para el paciente, la gestión eficaz de los equipos, desde su preparación hasta su mantenimiento y desinfección, es esencial para garantizar la seguridad de los cuidados y evitar complicaciones. Los auxiliares de cuidados, aunque no siempre se encargan de los aspectos más técnicos, desempeñan un papel crucial en esta gestión, apoyando al personal de enfermería y a los demás miembros del equipo asistencial en todas las fases del proceso.

La preparación del equipo médico es un primer paso fundamental que determina la calidad de la asistencia. En cuidados intensivos, los equipos utilizados suelen ser sofisticados y deben estar listos para desplegarse en cualquier momento, sobre todo en situaciones de emergencia. Ya sea para un procedimiento planificado, como el cambio de una infusión o la aspiración traqueal, o para una emergencia imprevista, el auxiliar de enfermería tiene un papel clave en la preparación del equipo. Por ejemplo, cuando se preparan los cuidados higiénicos para un paciente intubado, el auxiliar de cuidados debe asegurarse de que todo lo necesario esté a mano: toallitas desinfectantes, guantes, catéteres de succión y soluciones antisépticas. Lo mismo cabe decir de los procedimientos técnicos más complejos, en los que equipos como jeringuillas de infusión, catéteres o sondas deben estar dispuestos de forma ordenada, listos para su rápida utilización.

74

Esta preparación exige un conocimiento preciso de los protocolos y el funcionamiento de cada equipo. Por ejemplo, el auxiliar sanitario debe saber montar determinados dispositivos, como bombas de infusión o sondas de alimentación enteral, siguiendo meticulosamente las instrucciones para garantizar su correcto funcionamiento. Una preparación incorrecta puede comprometer la seguridad del paciente y retrasar una atención vital, por lo que los auxiliares sanitarios colaboran estrechamente con el personal de enfermería para asegurarse de que todo está en orden antes de iniciar un procedimiento.

El **mantenimiento de los equipos médicos** es otro aspecto fundamental de la gestión de cuidados intensivos. Los equipos utilizados, ya sean monitores, ventiladores o bombas de infusión, están en uso constante, y el mantenimiento periódico es esencial para garantizar su correcto funcionamiento. Los auxiliares de enfermería participan en este mantenimiento, asegurándose de que cada pieza del equipo se utiliza de acuerdo con los protocolos y de que se comprueba periódicamente para detectar cualquier signo de mal funcionamiento. Por ejemplo, las bombas de infusión, que administran medicación en dosis precisas, deben revisarse periódicamente para garantizar que el caudal es correcto y que el dispositivo no presenta defectos mecánicos.

Si bien el mantenimiento de algunos equipos más complejos, como los respiradores, suele confiarse a técnicos especializados, los auxiliares asistenciales velan por su correcta utilización e informan inmediatamente de cualquier anomalía observada durante su uso. También colaboran en las revisiones diarias de equipos más sencillos, como catéteres o máscaras de oxígeno, para garantizar que están en buen estado y no suponen ningún riesgo para el paciente. El mantenimiento preventivo, que también incluye la sustitución de piezas desgastadas o la comprobación de las existencias de consumibles, forma parte de la rutina diaria, y cualquier anomalía debe comunicarse rápidamente para evitar complicaciones.

La desinfección de los equipos médicos es un tercer pilar de la gestión de equipos en cuidados intensivos. En este departamento, donde los pacientes suelen estar inmunodeprimidos o son vulnerables a las infecciones, la desinfección rigurosa de los equipos es esencial para prevenir las infecciones nosocomiales. Los auxiliares de enfermería desempeñan un papel esencial en este proceso, siguiendo escrupulosamente los protocolos de desinfección y asegurándose de que el equipo esté impecablemente higiénico. Después de cada uso, los equipos reutilizables, como sondas o dispositivos de monitorización, deben limpiarse a fondo con soluciones desinfectantes adecuadas para eliminar cualquier riesgo de contaminación.

La desinfección no sólo afecta a los equipos utilizados directamente para los cuidados, sino también a las superficies y accesorios próximos al paciente. Por ejemplo, los carros de asistencia, las superficies de trabajo e incluso los tiradores de las puertas de las habitaciones deben limpiarse con regularidad para evitar la propagación de gérmenes. Los auxiliares asistenciales también se aseguran de que el material estéril, como apósitos o jeringuillas, se guarde y manipule correctamente para evitar que se contamine antes de su uso.

La gestión de los equipos también incluye el cumplimiento de **los protocolos de eliminación de** dispositivos de un solo uso. En un departamento tan sensible como el de cuidados intensivos, determinados equipos, como agujas, jeringuillas y tubos, deben desecharse inmediatamente después de su uso en contenedores específicos para residuos médicos. Siguiendo protocolos estrictos, los auxiliares asistenciales se aseguran de que estos equipos se eliminan de forma segura y conforme a la normativa, minimizando así el riesgo de contaminación cruzada o lesiones accidentales por equipos sucios.

Por último, la **gestión de las existencias de material** es otro aspecto en el que los auxiliares asistenciales desempeñan un papel importante. En cuidados intensivos, es esencial disponer de existencias suficientes de material médico para satisfacer las necesidades de los pacientes, sobre todo en caso de urgencia. Los auxiliares de cuidados se aseguran de que las existencias de consumibles, como infusiones, apósitos y equipos de ventilación, estén bien abastecidas y disponibles de inmediato cuando se necesiten. Participan en la gestión de las existencias informando de posibles desabastecimientos y asegurándose de que los carros de asistencia estén siempre listos y bien equipados para hacer frente a cualquier situación imprevista.

Gestión de situaciones de emergencia

○ El papel del auxiliar de enfermería en la reanimación cardiopulmonar.

En caso de **reanimación cardiopulmonar** (**RCP**), el papel del auxiliar sanitario es esencial para garantizar una respuesta rápida, eficaz y bien coordinada. Cuando la vida de un paciente está en juego, todos los miembros del equipo sanitario desempeñan un papel crucial, y aunque los médicos y enfermeras suelen dirigir las actuaciones médicas, los auxiliares sanitarios prestan un apoyo esencial que mantiene el buen funcionamiento de todo el proceso. La reanimación cardiopulmonar es una situación de emergencia en la que el corazón de un paciente deja de latir o cesa la respiración, y se requiere una intervención inmediata para restablecer el flujo sanguíneo y la oxigenación de los órganos vitales, incluido el cerebro.

En cuanto se sospecha o se observa una parada cardiorrespiratoria, el auxiliar de enfermería, que suele ser el primero en llegar al lugar, debe **reaccionar inmediatamente**. Su primera tarea consiste en comprobar rápidamente las constantes vitales, es decir, la ausencia de pulso palpable o de respiración. Si se confirma la parada cardiaca, el auxiliar avisa inmediatamente al equipo asistencial activando el sistema de emergencia establecido a tal efecto. En un servicio como el de cuidados intensivos, esta acción debe ser casi instintiva, porque cada segundo perdido reduce las posibilidades de supervivencia del paciente.

En los segundos siguientes, se puede pedir al auxiliar sanitario que inicie el **masaje cardiaco** si no hay ningún otro miembro del equipo disponible de inmediato. Esta intervención de emergencia es fundamental para mantener un flujo sanguíneo mínimo a los órganos vitales, especialmente el cerebro, hasta que llegue un equipo completo para hacerse cargo del paciente. El masaje cardiaco consiste en comprimir rítmicamente el pecho del paciente para estimular mecánicamente el flujo sanguíneo temporal. Esta acción requiere fuerza y resistencia, ya que debe realizarse con un ritmo preciso y una presión adecuada para que sea eficaz, a menudo durante largos minutos. El auxiliar de enfermería, al haber recibido formación en reanimación, es capaz de realizar esta acción correctamente hasta que se haga cargo de ella otro auxiliar de enfermería.

Al mismo tiempo o después de iniciar el masaje cardíaco, el celador **prepara el equipo de reanimación**. Se asegura de que el equipo necesario, como el carro de urgencias, el desfibrilador, las jeringuillas y los fármacos utilizados para la reanimación, estén al alcance del equipo médico. En cuidados intensivos, donde cada segundo es precioso, la rapidez y la disponibilidad de los equipos pueden determinar el éxito de la reanimación. Por lo tanto, el celador debe saber exactamente dónde se encuentra cada pieza del equipo y ser capaz de hacérsela llegar al equipo médico con rapidez y eficacia.

El auxiliar sanitario también puede encargarse de **preparar el desfibrilador**, un dispositivo esencial en caso de parada cardiaca relacionada con trastornos del ritmo como la fibrilación ventricular. Si se utiliza el desfibrilador, el auxiliar ayuda a la enfermera o al médico colocando los electrodos en el pecho del paciente y asegurándose de que nadie toca al paciente cuando se administra la descarga. Este paso es crucial, ya que la desfibrilación suele ser la única intervención capaz de restablecer un ritmo cardiaco normal.

Al mismo tiempo, el auxiliar sanitario también **gestiona el entorno** para facilitar la intervención de los demás miembros del equipo. Esto puede implicar el reposicionamiento del paciente, la retirada de equipos no esenciales que puedan interferir en la reanimación, o asegurarse de que la cama es lo suficientemente accesible como para permitir una ventilación manual eficaz y un masaje cardiaco de calidad. Además, si hay familiares presentes, el asistente sanitario puede acompañarles fuera de la habitación, al tiempo que les ofrece apoyo emocional en un momento extremadamente difícil.

Durante la reanimación, se puede pedir al auxiliar sanitario que **ayude con la ventilación del paciente**, sujetando la mascarilla manual de ventilación con presión positiva (Ambu) mientras la enfermera o el médico ventilan al paciente. La ventilación es crucial para mantener la oxigenación de los órganos y debe sincronizarse con las compresiones torácicas. Una buena coordinación es esencial para garantizar una reanimación eficaz.

La coordinación y la comunicación son también aspectos clave de la función del auxiliar asistencial durante la RCP. A menudo son ellos quienes transmiten la información sobre los acontecimientos al resto del equipo, informando a la enfermera o al médico de los signos observados antes de la parada cardiorrespiratoria o de los detalles de las intervenciones ya realizadas. Esta transmisión rápida y precisa de la información permite al equipo comprender la situación clínica general y adaptar las intervenciones en consecuencia.

Por último, una vez finalizada la reanimación, con éxito o sin él, el asistente sanitario participa en **la fase posterior a la intervención**, en la que ayuda a estabilizar al paciente si recupera la actividad cardiaca y respiratoria, o a preparar el cuerpo y el espacio si la reanimación fracasa. Esto puede implicar la limpieza del equipo utilizado, la sustitución del equipo en su lugar o la preparación del paciente para nuevos exámenes si sobrevive. En caso de desenlace fatal, el auxiliar de cuidados puede ocuparse también del cuidado del cadáver, al tiempo que presta apoyo psicológico a la familia.

○ Adaptar su consulta a una situación cambiante.

Saber **adaptar la propia práctica ante una situación cambiante** es una habilidad fundamental para todos los profesionales sanitarios, especialmente en cuidados intensivos, donde el estado de los pacientes puede cambiar rápidamente. Una situación clínica cambiante requiere no sólo una capacidad de reacción inmediata, sino también la capacidad de anticipar, analizar y ajustar las acciones en función de las necesidades cambiantes del paciente. Para un auxiliar de enfermería, esta capacidad de adaptación es crucial, ya que le permite prestar los cuidados adecuados, prevenir complicaciones y garantizar una gestión coherente en colaboración con el equipo médico.

En cuidados intensivos, los pacientes suelen encontrarse en una situación crítica, y su estado puede cambiar de un momento a otro. Una situación inicialmente estable puede deteriorarse en cuestión de minutos, ya sea por una infección, problemas respiratorios, insuficiencia cardiaca o una complicación imprevista. Ante esta situación, los auxiliares asistenciales deben estar atentos a los más mínimos signos clínicos y al comportamiento del paciente que puedan indicar un deterioro. Por ejemplo, un cambio en el color de la piel, una agitación repentina, un cambio en el ritmo respiratorio o una alteración del nivel de conciencia pueden ser los primeros signos de deterioro. Ser capaz de identificar estos cambios e informar de ellos inmediatamente a la enfermera o al médico es un primer reflejo de adaptación crucial.

Adaptar la práctica implica algo más que reconocer los signos de deterioro. También implica ajustar **los cuidados prestados** a medida que cambia el estado del paciente. Por ejemplo, si un paciente empieza a mostrar signos de insuficiencia respiratoria, el cuidador debe ser capaz de modificar su forma de trabajar para asegurarse de que se tienen en cuenta las necesidades respiratorias del paciente. Esto podría significar ajustar la posición del paciente para mejorar su respiración, ayudar a preparar el equipo de ventilación no invasiva o ayudar a la enfermera a preparar los dispositivos de oxigenoterapia. En una situación en evolución, cada gesto cuenta, y el asistente sanitario debe ser flexible y rápido en sus acciones.

Otro aspecto de la adaptación es el **ajuste de las prioridades asistenciales** en función de la evolución clínica. En un entorno de cuidados intensivos, donde el tiempo y los recursos suelen ser limitados, el asistente sanitario debe reevaluar constantemente las prioridades en función del estado del paciente. Por ejemplo, si un paciente se encuentra en las primeras fases de un shock séptico, será más urgente controlar los parámetros vitales y administrar líquidos que ocuparse de cuidados no esenciales en ese preciso momento. Por tanto, el asistente sanitario debe ser capaz de dejar de lado ciertas tareas para concentrarse en lo esencial: la supervivencia y estabilización del paciente.

La comunicación con el equipo es otro elemento clave para adaptarse a una situación cambiante. Los auxiliares sanitarios nunca trabajan solos; forman parte de un equipo multidisciplinar y, en un entorno tan dinámico como el de los cuidados intensivos, la información debe circular en tiempo real. Cuando una situación cambia, el asistente sanitario debe ser capaz de transmitir con rapidez y claridad al enfermero o al médico la información sobre la evolución del estado del paciente. Esta comunicación es esencial para que las decisiones terapéuticas puedan ajustarse en consecuencia. Una buena adaptación no se consigue sólo con acciones individuales, sino con una coordinación eficaz con todo el equipo.

Adaptarse también significa ser capaz de **reevaluar las técnicas asistenciales** a medida que el paciente evoluciona. Por ejemplo, a un paciente en cuidados intensivos que empieza a mostrar signos de recuperación se le puede retirar gradualmente la ventilación mecánica. En este caso, el auxiliar de enfermería, en colaboración con las enfermeras y los fisioterapeutas, tendrá que ajustar su práctica para facilitar la movilización y la autonomía respiratoria del paciente. Esto puede incluir acciones como ayudar a la movilización pasiva, fomentar los ejercicios respiratorios o adaptar los cuidados de confort para evitar las complicaciones asociadas a la inmovilidad prolongada.

Al mismo tiempo, es esencial que el asistente sepa **gestionar su propio estrés y ritmo de trabajo** ante una situación que evoluciona. En un contexto en el que los acontecimientos pueden precipitarse, mantener la calma y la concentración es crucial. La rápida evolución del estado de un paciente puede generar cierta presión, pero el auxiliar asistencial debe seguir centrado en sus prioridades y ser capaz de organizarse a pesar de la urgencia. Para ello es necesario ser flexible, adaptar las tareas sin perder de vista los objetivos a largo plazo y trabajar eficazmente con los compañeros en un entorno a menudo imprevisible.

Por último, adaptarse a una situación cambiante también implica **una reflexión crítica** después de haber actuado. Una vez estabilizada la situación, el asistente debe ser capaz de analizar lo sucedido, comprender las decisiones tomadas y evaluar la eficacia de las intervenciones. Este proceso de reflexión permite mejorar constantemente las prácticas y prepararse para situaciones similares en el futuro.

○   Reaccionar ante un rápido deterioro del estado del paciente.

Reaccionar ante **un rápido deterioro del estado de un paciente** en cuidados intensivos requiere una combinación de serenidad, experiencia y capacidad de actuación inmediata. En este entorno, donde los pacientes suelen encontrarse en estado crítico, pueden producirse cambios repentinos en cualquier momento. Ya se trate de una bajada repentina de la tensión arterial, una dificultad respiratoria aguda o una parada cardiaca inminente, la rapidez y precisión de las intervenciones pueden ser decisivas para la supervivencia del paciente. Todos los miembros del equipo asistencial, incluidos los auxiliares de enfermería, desempeñan un papel decisivo en la gestión de estas situaciones de emergencia.

El primer paso para responder a un deterioro rápido es **reconocer las señales de alarma**. Los cuidadores, a menudo a pie de cama, están en primera línea para observar los cambios sutiles o repentinos en el estado del paciente. El deterioro puede manifestarse de distintas maneras: respiración más difícil o rápida, cambio del color de la piel (cianosis), alteración de la conciencia, signos inusuales de agitación o dolor, o variaciones repentinas de parámetros vitales como la tensión arterial, la frecuencia cardiaca o la saturación de oxígeno. Estos signos deben detectarse lo antes posible, ya que pueden anticipar una descompensación más grave.

En cuanto un asistente identifica un cambio preocupante, es crucial **reaccionar de inmediato**. La primera acción es comunicar la situación al equipo médico: hay que informar inmediatamente a enfermeras y médicos del deterioro observado. En cuidados intensivos, la rapidez de esta comunicación es vital, ya que desencadena una serie de intervenciones coordinadas que podrían salvar la vida del paciente. Al mismo tiempo, si el auxiliar de enfermería está capacitado y la urgencia es evidente, puede ser necesario iniciar medidas de primeros auxilios, como colocar al paciente en posición en caso de dificultad respiratoria o caída de la tensión arterial, o proporcionar ventilación manual en caso de insuficiencia respiratoria.

En este tipo de situaciones, **preparar el equipo de emergencia** es otra de las funciones esenciales del auxiliar asistencial. Cuando un paciente se deteriora rápidamente, cada segundo cuenta, y todo el equipo necesario debe estar a mano. El auxiliar de cuidados puede asegurarse de que el carro de urgencias esté disponible, con dispositivos de reanimación como el desfibrilador, máscaras de oxígeno, jeringuillas de infusión y medicamentos de urgencia. Se aseguran de que el espacio alrededor del paciente esté despejado para que médicos y enfermeras puedan intervenir con rapidez y eficacia.

Cuando el paciente tiene **dificultad respiratoria** o la saturación de oxígeno está bajando, también se puede pedir al asistente sanitario que **ayude con la ventilación** sujetando la mascarilla de oxígeno o utilizando una bolsa de ventilación (Ambu) para proporcionar oxigenación manual mientras se espera a que intervengan los médicos. Si el paciente ya está intubado, el asistente sanitario debe asegurarse de que la sonda está correctamente colocada, de que no hay obstrucción y ayudar a succionar las secreciones si es necesario. También está atento a los signos de hipoxia (falta de oxígeno en la sangre), como sudores fríos, labios azulados o confusión mental.

La monitorización constante de los parámetros vitales también es crucial en estos momentos. Si el paciente está siendo monitorizado, el asistente debe seguir las variaciones en la pantalla, como caídas de la tensión arterial, alteraciones del ritmo cardiaco o descensos de la saturación de oxígeno. Esta monitorización permite anticipar las intervenciones necesarias, como preparar fármacos vasoactivos para estabilizar la tensión arterial o ajustar la ventilación.

En algunas situaciones, el rápido deterioro puede evolucionar hacia una **parada cardiaca**, y el asistente sanitario debe estar preparado para participar en la reanimación. Puede que tenga que iniciar o continuar el masaje cardiaco externo si no hay nadie disponible de inmediato. Cada acción cuenta, y una reanimación correctamente realizada aumenta las posibilidades de recuperación del paciente. El auxiliar de enfermería también ayuda a preparar el desfibrilador y a gestionar la medicación administrada durante la reanimación.

A lo largo de la gestión de un deterioro rápido, **la comunicación** con todo el equipo asistencial es fundamental. El auxiliar de cuidados debe transmitir en tiempo real las observaciones clínicas y las intervenciones ya realizadas, para que médicos y enfermeras puedan ajustar su tratamiento en consecuencia. Una comunicación clara y eficaz ayuda a coordinar las acciones, evitar errores y maximizar las posibilidades de estabilizar al paciente.

Una vez controlada la situación, el auxiliar de enfermería también participa en la **fase de estabilización** del paciente. Si el estado del paciente mejora, ayudan a vigilar de cerca los parámetros vitales para garantizar que no surjan nuevas complicaciones. Esto incluye evaluar las necesidades de oxígeno, controlar las infusiones y la medicación, y vigilar las funciones corporales del paciente.

Por último, a menudo es necesario **reflexionar tras la emergencia**. El auxiliar de enfermería puede tener que informar al equipo sobre lo ocurrido, analizando los acontecimientos para identificar lo que ha ido bien y lo que se puede mejorar. Este feedback es esencial para perfeccionar las prácticas y responder mejor a futuras situaciones de emergencia.

Capítulo 3

Competencias técnicas y acciones específicas en cuidados intensivos

Movimientos técnicos bajo supervisión

○ Ayuda para la colocación de sondas, sondas urinarias y sondas nasogástricas.

La asistencia en la inserción de catéteres, sondas urinarias y sondas nasogástricas es una tarea esencial en cuidados intensivos, donde la precisión y el rigor son fundamentales para garantizar la seguridad del paciente y el éxito de las intervenciones médicas. Aunque estos dispositivos médicos son habituales en cuidados intensivos, se trata de procedimientos invasivos que requieren una preparación meticulosa y la asistencia constante del equipo asistencial, en particular de los auxiliares de enfermería. Los enfermeros desempeñan un papel fundamental en la preparación de los equipos, el acompañamiento del paciente y la asistencia técnica durante estos procedimientos.

Ayudar a insertar catéteres implica una preparación cuidadosa y una estrecha colaboración con la enfermera o el médico que realiza el procedimiento. Los catéteres intravenosos o centrales se utilizan para administrar fármacos, líquidos o nutrientes directamente en el torrente sanguíneo del paciente. En cuidados intensivos, estos dispositivos son cruciales para el manejo de pacientes en estado crítico, que requieren infusiones constantes o tratamientos farmacológicos de urgencia.

El papel del auxiliar de enfermería en este procedimiento comienza con la **preparación del material** necesario. Esto incluye comprobar que los catéteres, los apósitos estériles, los antisépticos y los equipos de infusión estén disponibles y estériles. El asistente sanitario también prepara el campo estéril para que la enfermera o el médico puedan insertar el catéter en condiciones óptimas. Una vez que el equipo está listo, el asistente sanitario puede tener que ayudar a colocar al paciente cómodamente, teniendo en cuenta la patología del paciente y cualquier dispositivo médico ya colocado. También debe asegurarse de que el paciente esté relajado y bien informado, en la medida de lo posible, sobre lo que va a ocurrir, para reducir el estrés y las molestias.

Durante la inserción del catéter, el auxiliar de enfermería puede tener la tarea de mantener las extremidades del paciente en una posición fija, sobre todo si el paciente está agitado o confuso, al tiempo que se asegura de que el procedimiento sea estéril. Una vez insertado el catéter, puede ayudar a asegurar el dispositivo y asegurarse de que todos los materiales utilizados se eliminan correctamente de acuerdo con los protocolos de higiene. El auxiliar sanitario también vigila la reacción del paciente durante y después de la inserción del catéter para asegurarse de que no se produzcan complicaciones inmediatas, como dolor o molestias excesivas.

La asistencia en la inserción de sondas urinarias, que permiten drenar la orina de la vejiga, sigue un procedimiento igualmente delicado y riguroso. Estas sondas se utilizan con frecuencia en pacientes inmovilizados o inconscientes, sobre todo en cuidados intensivos, para medir con precisión la diuresis)cantidad de orina producida) o evitar la retención urinaria. También en este caso, el auxiliar de enfermería prepara todo el material necesario, incluida la sonda urinaria, las soluciones antisépticas, los guantes estériles, los lubricantes y el sistema de drenaje.

El papel del cirujano también consiste en **preparar al paciente**, asegurándose de que se encuentra en una posición adecuada, normalmente boca arriba con las piernas ligeramente separadas, para permitir una inserción segura. Este suele ser un momento delicado para el paciente, ya que la inserción de una sonda urinaria puede resultar incómoda e intrusiva. La actitud tranquilizadora del auxiliar de enfermería y su capacidad para explicar con calma el procedimiento ayudarán a calmar al paciente y a reducir su ansiedad.

Mientras se inserta la sonda, el asistente sanitario puede ayudar a **mantener una buena asepsia**, pasando instrumentos estériles a la enfermera o al médico y asegurándose de que el entorno permanece limpio y seguro. Una vez colocada la sonda, ayuda a fijarla para evitar que se desplace y se asegura de que la bolsa de recogida de orina esté colocada correctamente, por debajo del nivel de la vejiga, para permitir un drenaje óptimo. A continuación, el asistente sanitario debe controlar periódicamente la cantidad y el aspecto de la orina, e informar de cualquier anomalía, como sangre en la orina, flujo insuficiente o fugas.

Ayudar a insertar sondas nasogástricas es otro procedimiento habitual en cuidados intensivos, que se utiliza para alimentar a pacientes que no pueden comer por vía oral, para drenar secreciones gástricas o para administrar medicación. La sonda nasogástrica se introduce por la nariz hasta el estómago, un procedimiento que puede resultar incómodo para el paciente y requiere gran cuidado por parte del asistente sanitario.

Antes de introducir la sonda, el auxiliar de enfermería debe **preparar el material**: sonda nasogástrica, lubricante, jeringuillas para comprobar la posición de la sonda, cinta adhesiva para fijar la sonda y equipo de protección. También se aseguran de que el paciente esté informado sobre el procedimiento y le ayudan a colocarse correctamente, a menudo en posición semisentada, para facilitar la inserción.

Durante la inserción de la sonda, el auxiliar de enfermería tiene una función **de apoyo y supervisión**. Puede mantener la cabeza del paciente en posición para favorecer una inserción suave y rápida, a la vez que tranquiliza al paciente, que puede sentir molestias considerables al pasar la sonda por la garganta. También ayuda a sincronizar los movimientos del paciente, animándole a tragar en el momento adecuado para facilitar el avance de la sonda. Una vez que la sonda se ha colocado correctamente, el auxiliar de enfermería se asegura de que la sonda se fija a la cara del paciente para evitar que se mueva, y ayuda a comprobar su posición, en particular aspirando el contenido gástrico u observando signos de dificultad respiratoria que podrían indicar una colocación incorrecta.

Una vez colocados estos dispositivos, el papel del asistente sanitario no se detiene. Contribuye **al seguimiento continuo del paciente**, comprobando periódicamente los dispositivos para asegurarse de que funcionan correctamente y vigilando los signos de complicaciones, como dolor, fugas o signos de infección en el lugar de inserción. También son responsables de la higiene de los dispositivos, asegurándose de que las sondas, los catéteres y sus lugares de inserción se mantienen limpios y protegidos, al tiempo que observan cualquier reacción del paciente.

 ◦ Gestión de drenajes y apósitos complejos.

La gestión de drenajes y apósitos complejos en cuidados intensivos es una tarea esencial que requiere rigor, destreza técnica y atención constante para prevenir complicaciones y favorecer la recuperación de los pacientes en estado crítico. Estos dispositivos, utilizados para drenar líquidos o proteger grandes heridas, suelen ser esenciales en los cuidados postoperatorios o en el tratamiento de infecciones y traumatismos. El auxiliar de enfermería, en colaboración con enfermeros y médicos, desempeña un papel fundamental en la vigilancia, el mantenimiento y el cambio de drenajes y apósitos, garantizando la seguridad y la comodidad del paciente y contribuyendo al mismo tiempo al buen funcionamiento de los cuidados.

Los drenajes son dispositivos que se utilizan durante determinadas intervenciones quirúrgicas o para drenar líquidos corporales en caso de infección, hemorragia o derrame. Permiten evacuar los líquidos acumulados en las cavidades corporales, como sangre, pus o líquidos serosos, y favorecen así la cicatrización al evitar la acumulación de líquidos en los tejidos. Los tipos más comunes de drenajes incluyen los drenajes de Redon, los drenajes torácicos y los catéteres de drenaje abdominal. Su manejo requiere una vigilancia cuidadosa, ya que los drenajes mal administrados pueden provocar infecciones, retención de líquidos o dolor para el paciente.

El auxiliar de enfermería participa en el **control diario de los drenajes**, comprobando la cantidad, el color y el aspecto del líquido drenado. Es fundamental informar de cualquier cambio sospechoso, como un aumento repentino del flujo, un cambio de color que indique una hemorragia o la presencia de pus, que podría indicar una infección. Esta observación minuciosa permite detectar rápidamente cualquier complicación, como la obstrucción del drenaje o una infección. Además, el auxiliar de enfermería debe comprobar que el drenaje está bien sujeto y que el sistema de recogida está siempre en una posición baja en relación con la zona que se drena, para favorecer el drenaje por gravedad.

Otro aspecto clave de la gestión de los drenajes es garantizar que los dispositivos permanezcan **limpios y funcionales**. El auxiliar de enfermería participa regularmente en el vaciado de las bolsas de recogida y en su limpieza, siguiendo estrictos protocolos de asepsia para evitar la contaminación. Cada paso debe realizarse con cuidado, ya que cualquier contacto con zonas infectadas o una mala manipulación del equipo podría introducir gérmenes en el sistema de drenaje, comprometiendo la recuperación del paciente. Después de cada drenaje, también es esencial documentar la cantidad de líquido drenado y sus características en el expediente del paciente.

La gestión de vendajes complejos es otro aspecto crucial de la gestión de cuidados intensivos. Los pacientes ingresados en planta suelen presentar heridas profundas, úlceras por presión o incisiones quirúrgicas que requieren cuidados regulares y meticulosos para favorecer una cicatrización óptima. Los apósitos complejos, que pueden incluir apósitos impregnados de antisépticos, apósitos de presión negativa o dispositivos de cierre asistido, requieren conocimientos específicos debido a su complejidad y a la vulnerabilidad de las heridas tratadas.

Los auxiliares de enfermería desempeñan un papel fundamental en la **preparación y asistencia** del cambio de estos apósitos. Comienza preparando los materiales estériles necesarios, como compresas, soluciones desinfectantes, guantes, tiras adhesivas y cualquier dispositivo específico utilizado para el tratamiento de las heridas. Antes de la operación, se asegura de que el paciente esté colocado de forma cómoda y segura, ya que el cambio de apósitos puede ser un procedimiento largo y a veces doloroso. Su capacidad para tranquilizar y mantener un ambiente tranquilo es esencial para reducir la ansiedad del paciente.

Durante el cambio de apósito, el auxiliar de enfermería ayuda a la enfermera pasándole el instrumental y asegurándose de que el campo quirúrgico se mantiene aséptico. Una vez retirado el apósito, también puede observar la herida e informar de cualquier signo preocupante, como enrojecimiento excesivo, secreción anormal, olor sospechoso o presencia de tejido necrótico, que son signos potenciales de infección o mala cicatrización. El auxiliar de enfermería desempeña un papel crucial en esta observación continua, ya que una mala evolución de la herida puede comprometer la recuperación general del paciente.

Algunos apósitos complejos, como **los de presión negativa** (también conocidos como sistemas VAC), requieren una atención especial. Este dispositivo favorece la cicatrización extrayendo líquidos de la herida mediante una bomba que crea presión negativa, estimulando la circulación sanguínea y acelerando el proceso de reparación de los tejidos. Los auxiliares de enfermería participan en la supervisión de estos dispositivos, asegurándose de que la bomba funciona correctamente, de que el cierre es hermético y de que el sistema no está obstruido. También comprueban el nivel de líquido aspirado, que puede dar una indicación de cómo evoluciona la herida y alertar al equipo médico si hay algún problema.

Además de mantener vendajes complejos, el auxiliar de enfermería **se asegura de que el paciente esté cómodo** durante todo el procedimiento. Las heridas, ya sean quirúrgicas o traumáticas, pueden ser dolorosas e incómodas. El auxiliar de enfermería puede tener que ayudar a la enfermera a administrar analgésicos antes del tratamiento o ajustar la posición del paciente para minimizar el dolor. Una vez cambiado el vendaje, debe asegurarse de que el paciente vuelve a estar cómodo y de que todos los materiales utilizados se han eliminado correctamente.

El cumplimiento de los protocolos de higiene y asepsia es esencial en todas las etapas de la gestión de drenajes y vendajes complejos. Gracias a su conocimiento de los procedimientos y a una atención constante a los detalles, los auxiliares sanitarios garantizan que todas las etapas se lleven a cabo en un entorno lo más estéril posible, con el fin de prevenir las infecciones. También deben prestar atención a su propio comportamiento: lavarse bien las manos antes y después de cada tratamiento, llevar guantes estériles y utilizar las soluciones desinfectantes adecuadas son pasos esenciales para proteger al paciente.

○ Asistencia en la toma de muestras de sangre y otras pruebas diagnósticas.

Asistir en la toma de muestras de sangre y otras pruebas diagnósticas es una tarea crucial en cuidados intensivos, donde los resultados rápidos y precisos de estas pruebas son a menudo esenciales para adaptar los tratamientos a medida que evoluciona el estado de los pacientes. Las muestras de sangre, los análisis de orina, los cultivos y los exámenes de imagen son procedimientos médicos frecuentes en este departamento, ya que permiten vigilar de cerca las funciones vitales, detectar infecciones, evaluar la eficacia de los tratamientos e identificar complicaciones. Aunque no realizan directamente estos exámenes, los auxiliares de enfermería desempeñan un papel clave para garantizar que se desarrollen sin contratiempos, ayudando a los enfermeros y médicos, preparando el equipo y asegurándose de que los pacientes se sientan cómodos.

Preparar el material suele ser la primera tarea del auxiliar de enfermería cuando se toman muestras de sangre o se realizan pruebas diagnósticas. Se aseguran de que todo lo necesario esté disponible: jeringuillas, agujas, tubos de muestreo (según el tipo de análisis solicitado), compresas, torniquetes, desinfectantes y guantes estériles. También se aseguran de que el material sea aséptico para evitar cualquier riesgo de contaminación, manipulando el material con cuidado y asegurándose de que todo esté listo antes de que llegue la enfermera o el médico. Esta meticulosa preparación es esencial para que la muestra se tome rápidamente y en las mejores condiciones posibles, sobre todo en un entorno en el que el tiempo suele ser un factor crítico.

Acompañar al paciente es otro aspecto importante de la asistencia en la toma de muestras de sangre. En cuidados intensivos, muchos pacientes están débiles, estresados o inconscientes, lo que puede dificultar la toma de muestras de sangre. El asistente sanitario se asegura de que el paciente esté colocado de forma cómoda y accesible, teniendo en cuenta su patología y cualquier dispositivo médico que pueda estar ya colocado, como catéteres o vías centrales. Para los pacientes conscientes, también desempeñan una función de apoyo psicológico, tranquilizándoles y explicándoles lo que va a ocurrir. Este vínculo humano es especialmente importante en momentos en que los pacientes pueden sentirse vulnerables o ansiosos ante la repetición de las exploraciones.

Cuando se toman **muestras de sangre**, el auxiliar de enfermería puede ayudar al enfermero aplicando el torniquete, sujetando el brazo del paciente en una posición estable o manteniendo preparadas compresas y apósitos para su rápida aplicación una vez tomada la muestra. También es responsable de que el paciente no muestre ningún signo de malestar o mareo durante o después del procedimiento, sobre todo en pacientes frágiles o hipotensos. Una vez tomada la muestra, puede vigilar la zona de punción para detectar cualquier complicación, como hematomas o hemorragias prolongadas, y asegurarse de que el apósito esté bien colocado para proteger la zona.

Los auxiliares sanitarios también desempeñan un papel importante en **otros tipos de toma de muestras**, como las de orina, los cultivos de heridas o los aspirados traqueales. Por ejemplo, para una muestra de orina, preparan los recipientes estériles y, si el paciente está sondado, pueden tener que vaciar la bolsa de recogida en un recipiente destinado al análisis, respetando los protocolos de asepsia. Si la muestra no es invasiva, como un cultivo nasal o bucal, el asistente sanitario también puede ayudar a colocar al paciente y preparar el entorno para que la enfermera o el médico puedan realizar el examen sin problemas y con rapidez.

Durante las **exploraciones por imagen** (como radiografías, ecografías o escáneres), el auxiliar de enfermería desempeña una función de apoyo físico y logístico. Dependiendo de las necesidades del paciente, puede ayudar a trasladarlo a la sala de diagnóstico por imagen, asegurándose de que dispositivos como infusiones, catéteres o monitores permanezcan en su sitio y funcionen correctamente durante el transporte. Una vez en la sala de exploración, el auxiliar asistencial se asegura de que el paciente esté en la posición óptima para la exploración, al tiempo que se asegura de que esté bien cubierto y se sienta lo más cómodo posible.

En algunos casos, dependiendo de la fragilidad del paciente, el auxiliar de enfermería permanece en la sala de exploración para realizar un seguimiento continuo, asegurándose de que el paciente no siente incomodidad ni ansiedad durante la exploración. También puede ayudar al equipo técnico recolocando suavemente al paciente si es necesario, siempre con cuidado de no perturbar el equipo médico ni causar molestias. En esos momentos, la capacidad del cuidador para reaccionar rápidamente ante cualquier complicación, ajustar la posición del paciente o informar de cualquier anomalía al equipo médico es esencial para garantizar la seguridad del paciente.

Otro aspecto importante de la asistencia del cuidador es **preparar al paciente** para pruebas diagnósticas más específicas, como la gasometría, una prueba esencial en cuidados intensivos para medir los niveles de oxígeno y dióxido de carbono en la sangre. En este caso, el asistente sanitario puede ayudar a exponer la zona de toma de muestras, normalmente una arteria, y asegurarse de que todo el equipo esté listo y estéril para que la enfermera o el médico puedan tomar la muestra en condiciones óptimas. A continuación, pueden vigilar la zona para asegurarse de que no haya complicaciones, como hemorragias o hematomas.

Por último, una vez tomadas las muestras o realizados los exámenes, el auxiliar de enfermería participa en **la gestión del material**, asegurándose de que las muestras estén correctamente identificadas, etiquetadas y enviadas rápidamente al laboratorio de análisis. También debe asegurarse de que todo el material utilizado durante el examen se elimine correctamente, de acuerdo con los protocolos de gestión de residuos médicos, y de que la zona quede limpia y lista para el siguiente procedimiento.

Monitorización constante del paciente crítico

- Reconocer los signos de dificultad respiratoria, hemodinámica o neurológica.

Reconocer los signos de dificultad respiratoria, hemodinámica o neurológica es una habilidad crucial en cuidados intensivos, donde los pacientes suelen estar inestables y en riesgo de descompensación rápida. La capacidad de identificar estos signos de forma precoz permite anticiparse a las complicaciones e intervenir rápidamente para estabilizar el estado del paciente. Cada forma de sufrimiento -respiratorio, hemodinámico o neurológico- se manifiesta a través de síntomas específicos, y el auxiliar de enfermería desempeña un papel clave en esta vigilancia constante, colaborando estrechamente con el equipo médico.

La **dificultad respiratoria** es la incapacidad del sistema respiratorio para suministrar suficiente oxígeno a los tejidos o eliminar adecuadamente el dióxido de carbono. Los signos de dificultad respiratoria pueden ser sutiles o repentinos, y su reconocimiento es esencial para evitar una insuficiencia respiratoria completa. **Los signos visibles** incluyen un aumento rápido o irregular de la frecuencia respiratoria (taquipnea), que puede ser un signo de que el paciente está compensando la dificultad para respirar. También es frecuente observar un trabajo respiratorio excesivo, visible por movimientos marcados de los músculos respiratorios accesorios (como los del cuello o las costillas) y aleteo de las aletas de la nariz, sobre todo en pacientes intubados o no ventilados mecánicamente. Otro signo importante es la cianosis, una coloración azulada de los labios, las extremidades o la cara, que indica hipoxia (falta de oxígeno en la sangre). Los sudores fríos, la agitación o la confusión mental también pueden acompañar a la dificultad respiratoria, lo que indica que la oxigenación cerebral está comprometida.

Los cuidadores, que a menudo están en primera línea junto a la cama del paciente, deben estar atentos a estos signos y **avisar inmediatamente a la enfermera o al médico** en cuanto detecten alguno de estos síntomas. También pueden participar en procedimientos de emergencia, como la administración de oxígeno o la aspiración de secreciones de pacientes intubados. La monitorización continua de la saturación de oxígeno (SpO2), medida generalmente con un pulsioxímetro, es otro indicador clave. Si la saturación cae por debajo del 90%, puede indicar una necesidad urgente de intervención, ya sea para ajustar la ventilación, aumentar el aporte de oxígeno o tratar una causa subyacente como un edema pulmonar o una neumonía.

El sufrimiento hemodinámico se caracteriza por una alteración de la circulación sanguínea, a menudo relacionada con una caída de la presión arterial o una mala perfusión de los órganos. Puede producirse en situaciones como el shock séptico, el shock cardiogénico o la hemorragia masiva. **Los signos clínicos** más evidentes son la hipotensión (descenso de la tensión arterial), que puede medirse directamente con un monitor u observarse mediante signos indirectos como la piel fría, húmeda y moteada, debido a la vasoconstricción periférica en un intento de preservar la perfusión de los órganos vitales. Otro signo de sufrimiento hemodinámico es la **taquicardia** (aumento de la frecuencia cardiaca), ya que el organismo intenta compensar la caída de la presión arterial aumentando la frecuencia cardiaca para mantener un flujo sanguíneo suficiente.

En los casos más graves, pueden aparecer signos de **hipoperfusión orgánica**, como una menor producción de orina (oliguria), alteraciones de la consciencia (que indican una perfusión cerebral insuficiente) o acidosis metabólica, que pueden detectarse tomando muestras de sangre. Los cuidadores deben estar especialmente atentos a estos signos, controlando regularmente la tensión arterial, la frecuencia cardiaca y otros parámetros vitales. También pueden observar cambios sutiles en el aspecto o el comportamiento del paciente, que pueden ser los primeros signos de descompensación hemodinámica. Por ejemplo, un paciente que de repente se vuelve confuso o letárgico, o cuya piel se vuelve fría y pálida, puede estar desarrollando un shock. En caso de descompensación hemodinámica, el cuidador debe alertar inmediatamente a la enfermera para que pueda poner en marcha medidas de apoyo, como la administración de líquidos o fármacos vasoactivos.

El sufrimiento neurológico, por su parte, se manifiesta como signos de disfunción del sistema nervioso central, y puede ser el resultado de un derrame cerebral, una hipoxia prolongada, una infección del sistema nervioso central o un traumatismo craneal. **Los signos neurológicos** deben detectarse pronto, ya que el deterioro neurológico puede provocar secuelas irreversibles si no se trata con rapidez. Entre los signos más comunes están los cambios en el **nivel de conciencia** del paciente, que puede estar confuso, desorientado, somnoliento o incluso entrar en coma. También es importante vigilar las reacciones pupilares: unas pupilas asimétricas o que no responden pueden indicar una presión intracraneal elevada o daño cerebral.

Las convulsiones o los movimientos involuntarios también pueden ser un signo de sufrimiento neurológico, al igual que la parálisis repentina de un lado del cuerpo (hemiplejía), las alteraciones del lenguaje (afasia) o los fuertes dolores de cabeza asociados a náuseas y vómitos. Los cuidadores, que interactúan regularmente con el paciente, suelen ser los primeros en detectar estos cambios sutiles. Deben estar formados para reconocer los signos de un ictus u otro fallo neurológico inminente e informar inmediatamente de estos síntomas al equipo médico. En determinadas situaciones, también pueden tener que preparar al paciente para pruebas de imagen urgentes, como una tomografía computarizada (TC) o una resonancia magnética (RM), que pueden confirmar un diagnóstico neurológico y orientar las intervenciones.

- ○ Interpretar las constantes vitales y los signos clínicos bajo la supervisión del personal de enfermería.

Interpretar las constantes vitales y los signos clínicos bajo la supervisión del personal de enfermería es una tarea esencial para los auxiliares de cuidados intensivos. Las constantes vitales -como la frecuencia cardiaca, la tensión arterial, la temperatura corporal, la frecuencia respiratoria y la saturación de oxígeno- son indicadores fundamentales que permiten controlar en tiempo real el estado de salud del paciente. Estas mediciones, combinadas con una atenta observación de los signos clínicos, proporcionan una valiosa información sobre las funciones vitales y permiten detectar rápidamente los primeros signos de deterioro o inestabilidad. Aunque no es responsable del análisis completo de los datos, el auxiliar de enfermería desempeña un papel clave en su seguimiento e interpretación inicial, antes de comunicárselos a la enfermera para que los ajuste o intervenga clínicamente.

La frecuencia cardíaca es uno de los signos vitales que se controlan con más frecuencia. Normalmente varía entre 60 y 100 latidos por minuto en los adultos. La taquicardia (frecuencia cardiaca elevada) puede indicar una respuesta al dolor, fiebre, deshidratación o shock. Por el contrario, la bradicardia (frecuencia cardiaca inferior a 60 latidos por minuto) puede ser un signo de disfunción cardiaca, hipotermia o sedación excesiva. Al controlar esta información con regularidad, el cuidador puede detectar cualquier anomalía e informar inmediatamente de un cambio repentino o gradual de la frecuencia cardiaca, lo que garantiza que la enfermera pueda evaluar la situación y decidir qué medidas tomar.

La tensión arterial es otro indicador clave que refleja el estado de la circulación sanguínea y el funcionamiento del corazón. La tensión arterial normal suele situarse en torno a 120/80 mmHg. Los cuidadores deben prestar especial atención a las variaciones de la presión arterial, ya que la hipotensión (presión arterial demasiado baja) puede indicar hipovolemia, shock séptico o disfunción cardiaca, y a menudo requiere una intervención rápida. Por el contrario, la hipertensión (tensión arterial alta) puede estar relacionada con el estrés, un dolor incontrolado o una complicación médica subyacente, como una insuficiencia renal. Cuando detectan una tensión arterial anormal, los auxiliares sanitarios comunican esta información a la enfermera, que puede entonces ajustar los tratamientos, como la administración de fármacos vasoactivos o el aumento de la infusión para mantener la tensión arterial.

La frecuencia respiratoria es otro parámetro crucial que debe controlarse, ya que refleja la capacidad del paciente para mantener una oxigenación adecuada y eliminar dióxido de carbono. La frecuencia respiratoria normal de un adulto oscila entre 12 y 20 respiraciones por minuto. La taquipnea (respiración rápida) puede indicar dificultad respiratoria, dolor o compensación de la acidosis metabólica, mientras que la bradipnea (respiración lenta) puede indicar depresión respiratoria, a menudo causada por una sedación excesiva o un deterioro neurológico. El auxiliar de enfermería vigila atentamente la respiración del paciente, observando no sólo el ritmo sino también la calidad de la respiración, como el uso de músculos respiratorios accesorios o signos de disnea. Si hay alguna anomalía, alertan a la enfermera, que puede ajustar el suministro de oxígeno, evaluar la necesidad de ventilación asistida o investigar otras causas subyacentes.

La saturación de oxígeno (SpO2) también es un indicador clave en cuidados intensivos, ya que refleja la cantidad de oxígeno transportado en la sangre. Un nivel normal de saturación oscila entre el 95% y el 100%. Un descenso de la saturación puede ser un signo de dificultad respiratoria, neumonía, edema pulmonar u obstrucción de las vías respiratorias. Cuando un paciente está desaturado (SpO2 inferior al 90%), el auxiliar sanitario debe actuar con rapidez, comprobando que el equipo de oxigenación está en su sitio, que la vía aérea está despejada e informando inmediatamente de la situación a la enfermera para que intervenga con urgencia. Una actuación rápida puede evitar una hipoxia prolongada, que podría dañar órganos vitales.

Además de las constantes vitales, **los signos clínicos** observados por el cuidador también aportan información valiosa. Por ejemplo, una piel fría y húmeda puede indicar vasoconstricción asociada a un shock, mientras que una piel roja y caliente puede indicar una infección grave o una reacción inflamatoria sistémica. Los cuidadores también deben prestar atención al estado general del paciente, como su nivel de consciencia, agitación, movimiento o comportamiento. Signos como confusión repentina, letargo o agitación pueden indicar un problema neurológico o hipoxia cerebral. Además, el dolor expresado u observado, aunque no se verbalice, puede indicar un problema subyacente que requiera una evaluación adicional.

La temperatura corporal es otra constante vital que hay que vigilar de cerca. La fiebre (hipertermia) puede ser un signo de infección, mientras que la hipotermia puede indicar shock o fallo multiorgánico. Al tomar regularmente la temperatura del paciente, el auxiliar de enfermería no sólo debe detectar estas anomalías, sino también evaluar si son necesarias intervenciones sencillas, como rehidratar o cubrir al paciente, antes de que la enfermera tome otras medidas, como administrar antitérmicos o líquidos intravenosos.

Bajo la **supervisión de los enfermeros**, el auxiliar de enfermería interpreta estas constantes vitales en un contexto global, teniendo en cuenta el historial del paciente, los tratamientos actuales y los signos clínicos asociados. No se trata sólo de registrar cifras, sino de comprender su significado en la situación clínica del paciente y saber cuándo alertar al equipo asistencial para que realice ajustes o intervenciones. Por ejemplo, una tensión arterial baja acompañada de taquicardia y extremidades frías puede ser un signo de shock incipiente, mientras que una frecuencia respiratoria rápida acompañada de un descenso de la saturación de oxígeno puede indicar una insuficiencia respiratoria inminente.

- ◦ Gestionar la comunicación con los médicos y el resto del equipo ante cambios rápidos en el estado del paciente.

Gestionar la comunicación con los médicos y el resto del equipo ante cambios rápidos en el estado de un paciente es una parte crucial de la gestión de cuidados intensivos. Cuando un paciente se deteriora rápidamente, la calidad de la comunicación puede marcar la diferencia entre una intervención eficaz y un empeoramiento de la situación. Los cuidadores, que a menudo están en primera línea con el paciente, desempeñan un papel clave en este proceso. Deben ser capaces de detectar rápidamente los signos de descompensación e informar al equipo médico de forma clara, precisa y rápida, para que los cuidados puedan prestarse de inmediato y de forma coordinada.

El primer aspecto de esta comunicación es **la rápida identificación de los signos de deterioro**. El auxiliar asistencial, que está en contacto directo con el paciente, suele ser el primero en detectar anomalías en las constantes vitales o cambios en el estado clínico. Estos signos pueden incluir una caída de la tensión arterial, desaturación de oxígeno, frecuencia cardiaca irregular, dificultad respiratoria o signos neurológicos como confusión repentina o pérdida de conciencia. Los cuidadores deben estar muy atentos a estas señales de alarma y, en cuanto detecten una anomalía, alertar inmediatamente a la enfermera y a los médicos. La rapidez de esta alerta es esencial, porque en un entorno de cuidados intensivos, cada minuto cuenta para evitar complicaciones graves.

Una vez identificados los signos de deterioro, el cuidador debe comunicar **con precisión** la información clave al equipo médico. Esta comunicación debe ser concisa pero detallada, para que la enfermera y el médico tengan una idea clara de la situación. El cuidador debe comunicar los cambios en las constantes vitales (tensión arterial, frecuencia cardiaca, saturación de oxígeno, frecuencia respiratoria), así como cualquier cambio en el comportamiento o los signos físicos del paciente. Por ejemplo, en caso de dificultad respiratoria, es importante indicar si el paciente muestra cianosis, respiración superficial o uso de músculos respiratorios accesorios.

Para facilitar esta transmisión de información, el asistente sanitario puede utilizar herramientas de comunicación estructurada, como el modelo **SBAR** (Situación, Antecedentes, Evaluación, Recomendación). Este modelo permite estructurar rápidamente la comunicación para que el médico o la enfermera reciban toda la información esencial de forma clara y ordenada. Por ejemplo, en caso de deterioro rápido del estado del paciente, el asistente podría decir :

- **Situación**: "El paciente X tiene una caída de la saturación de oxígeno al 85% a pesar de que se le está administrando oxígeno a 10 L/min.
- **Antecedentes**: "El paciente ingresó con neumonía grave y estaba estable hasta ahora".
- **Valoración**: "Presenta signos de dificultad respiratoria, con taquipnea a 30 respiraciones por minuto y cianosis en los labios".
- **Recomendación**: "Creo que es necesaria una evaluación inmediata de la ventilación o un ajuste de la terapia".

Este tipo de comunicación estructurada garantiza que toda la información relevante se transmita con rapidez y sin ambigüedades, lo que facilita a médicos y enfermeros la toma de decisiones.

Además de transmitir información, el auxiliar de cuidados **debe anticiparse a las necesidades del equipo médico** en caso de que se produzca un cambio rápido en el estado del paciente. Por ejemplo, si se llama de urgencia a un médico o a una enfermera por un empeoramiento del estado del paciente, el auxiliar de cuidados puede preparar el equipo necesario para una intervención rápida. Esto puede incluir preparar el carro de urgencias, comprobar el equipo de oxigenación, establecer una monitorización adicional o comprobar la disponibilidad de los fármacos necesarios para la intervención, como vasopresores o broncodilatadores. Esta capacidad de anticipación ahorra un tiempo precioso cuando el equipo llega para hacerse cargo de la situación.

Una vez que la enfermera y el médico se han hecho cargo del paciente, el auxiliar sanitario sigue **colaborando estrechamente con** ellos, supervisando constantemente su estado y prestando apoyo en la prestación de cuidados. Puede ayudar a recolocar al paciente para mejorar su respiración, ajustar el oxígeno, preparar jeringuillas para administrar medicación o controlar los parámetros vitales en tiempo real mientras el médico lleva a cabo su evaluación. En esos momentos, la capacidad del cuidador para mantener la calma, organizarse y reaccionar es crucial para garantizar que la atención sea lo más fluida y eficiente posible.

Además de comunicarse directamente con los médicos y enfermeras, el auxiliar de enfermería desempeña un papel esencial en la **transmisión de información a otros miembros del equipo asistencial**, sobre todo cuando se producen cambios de servicio o traspasos entre equipos. Los pacientes en cuidados intensivos son a menudo inestables, y cualquier cambio en su estado debe ser comunicado con precisión a los siguientes equipos. Por lo tanto, el auxiliar de cuidados debe asegurarse de

105

que se transmita toda la información importante sobre la evolución del paciente, incluidas las intervenciones realizadas, las observaciones clínicas y los ajustes efectuados en los tratamientos.

Por último, no hay que subestimar el papel de la **comunicación con la familia del paciente** en caso de deterioro rápido. Aunque la gestión de esta comunicación suele ser responsabilidad del médico, el auxiliar de enfermería puede tener que tranquilizar a los familiares, informarles sobre el estado del paciente o prepararles para la llegada de nueva información médica. En estos momentos, a menudo tensos, una actitud afectuosa y unas explicaciones claras pueden ayudar a aliviar la ansiedad de los seres queridos y mantener un ambiente tranquilo a pesar de la gravedad de la situación.

Protocolos de higiene y asepsia en cuidados intensivos

    ◦   Prevención de las infecciones nosocomiales.

La prevención de las infecciones nosocomiales es una cuestión fundamental en cuidados intensivos, donde los pacientes, a menudo en estado crítico, son especialmente vulnerables a las infecciones. Las infecciones nosocomiales, contraídas en el entorno hospitalario, representan un riesgo importante para los pacientes ya debilitados, y pueden prolongar su estancia en el hospital, complicar su recuperación e incluso poner en peligro su vida. En cuidados intensivos, donde son frecuentes el carácter técnico de los cuidados y el uso de equipos invasivos como catéteres, sondas urinarias y ventiladores mecánicos, la prevención de estas infecciones es una prioridad absoluta. El auxiliar de enfermería desempeña un papel clave en esta prevención, garantizando el cumplimiento de los protocolos de higiene, vigilando los primeros signos de infección y manteniendo un entorno asistencial seguro para los pacientes.

El primer pilar de la prevención de las infecciones nosocomiales es **la higiene de las manos**, una práctica sencilla pero crucial. El personal sanitario debe lavarse las manos sistemáticamente antes y después de cualquier contacto con un paciente, después de tocar material potencialmente contaminado o después de manipular fluidos corporales. Se recomienda el uso de soluciones hidroalcohólicas, ya que son eficaces contra una amplia gama de microorganismos y proporcionan una desinfección rápida. También es esencial lavarse las manos con agua y jabón, sobre todo en casos de suciedad visible o después de un tratamiento que implique contacto con materiales biológicos. Un lavado de manos riguroso limita la transmisión de gérmenes de un paciente a otro, de un cuidador a otro o incluso de un cuidador a su propio equipo.

Además de la higiene de las manos, el uso de **guantes estériles** y **equipos de protección personal** es esencial cuando se manipulan dispositivos invasivos como catéteres, sondas urinarias o dispositivos de ventilación. Estos dispositivos son posibles puntos de entrada de bacterias y otros patógenos. El auxiliar sanitario, en colaboración con el enfermero, debe asegurarse de que se siguen protocolos estrictos de esterilidad cuando se colocan o mantienen estos dispositivos. Por ejemplo, al manipular un catéter central, el asistente sanitario debe preparar un campo estéril, utilizar guantes estériles y antisépticos para limpiar la piel antes de cualquier inserción o manipulación, minimizando así el riesgo de contaminación.

La desinfección de equipos y superficies **médicas** es otro elemento clave en la prevención de las infecciones nosocomiales. En cuidados intensivos, los pacientes suelen estar rodeados de equipos complejos como monitores, ventiladores, bombas de infusión y muchos otros dispositivos que se utilizan continuamente. El auxiliar de enfermería debe asegurarse de que todo el equipo utilizado se desinfecta adecuadamente antes y después de cada uso. Las superficies de trabajo y las zonas donde hay pacientes deben limpiarse con regularidad, ya que las bacterias pueden sobrevivir en estas superficies y transmitirse de un paciente a otro. Los carros de cuidados, los instrumentos de medición y los accesorios deben desinfectarse rigurosamente después de cada uso, para evitar cualquier riesgo de contaminación cruzada.

Los dispositivos invasivos, como **las sondas urinarias**, los catéteres y los **respiradores**, son fuentes potenciales de infección si no se manejan con cuidado. Por ejemplo, la infección urinaria asociada a las sondas urinarias es una de las infecciones nosocomiales más frecuentes. El auxiliar de enfermería debe asegurarse de que la bolsa de recogida de orina está colocada correctamente, siempre por debajo del nivel de la vejiga, para evitar cualquier reflujo de orina que pudiera introducir gérmenes en la vejiga. Además, el vaciado de la bolsa debe realizarse con técnicas de asepsia rigurosa, evitando cualquier contacto directo con los orificios de drenaje. Del mismo modo, las sondas venosas deben vigilarse cuidadosamente para detectar signos precoces de infección, como enrojecimiento, hinchazón o dolor alrededor del lugar de inserción. Cualquier anomalía debe comunicarse inmediatamente a la enfermera o al médico para evitar la propagación de la infección.

La vigilancia de los primeros signos de infección es otra tarea crucial de los auxiliares sanitarios. Los pacientes de cuidados intensivos, a menudo sometidos a ventilación mecánica o con dispositivos invasivos, corren un mayor riesgo de contraer infecciones respiratorias, urinarias o del torrente sanguíneo. Al estar en contacto permanente con el paciente, el auxiliar sanitario está bien situado para observar signos como fiebre, escalofríos, alteraciones del estado general, secreciones anormales alrededor de los puntos de infusión o un olor inusual en la orina. Estos signos deben comunicarse inmediatamente al equipo sanitario para permitir un tratamiento rápido antes de que la infección se extienda.

Otro aspecto importante de la prevención de las infecciones nosocomiales es la **gestión de los protocolos de** aislamiento de los pacientes portadores de gérmenes multirresistentes o que padecen infecciones contagiosas. En cuidados intensivos, algunos pacientes requieren medidas estrictas de aislamiento para evitar la propagación de bacterias resistentes, como *el Staphylococcus aureus* resistente a la meticilina (SARM) o las Enterobacteriaceae resistentes a los carbapenemes (ERC). Por lo tanto, los cuidadores deben asegurarse de llevar el equipo de protección personal adecuado, como guantes, mascarillas y batas, y velar por que se observen estas precauciones cada vez que alguien entre en la habitación del paciente. El cumplimiento estricto de estas medidas limitará la transmisión de infecciones a otros pacientes y al personal de enfermería.

Por último, la **formación continua** es esencial para garantizar que los cuidadores se mantienen al día de los protocolos de prevención de infecciones. Los procedimientos evolucionan constantemente en función de las nuevas investigaciones y datos epidemiológicos. La asistencia regular a cursos de formación y talleres de sensibilización ayuda a mantener un alto nivel de vigilancia y a adoptar las mejores prácticas en la prevención de infecciones. Esto incluye también la sensibilización sobre el uso prudente de los antibióticos, que, al limitar la aparición de resistencias bacterianas, contribuye indirectamente a la prevención de las infecciones nosocomiales.

   ◦ Cumplimiento de protocolos estrictos de asepsia.
El cumplimiento de protocolos rigurosos de asepsia es una piedra angular de la seguridad asistencial en los hospitales, sobre todo en las unidades de cuidados intensivos, donde los pacientes suelen estar inmunodeprimidos, ser vulnerables y portar dispositivos invasivos. El objetivo de la asepsia es eliminar o reducir en la medida de lo posible la presencia de microorganismos patógenos, con el fin de prevenir las infecciones nosocomiales, que representan un riesgo importante para los pacientes. Los auxiliares sanitarios desempeñan un papel crucial en la aplicación de estos protocolos, garantizando que cada procedimiento, ya sea técnico o sencillo, se lleve a cabo en

estrictas condiciones de higiene para proteger a los pacientes, al personal y al entorno hospitalario.

Lavarse las manos es el primer paso aséptico, esencial antes de cualquier contacto con el paciente, después de tocar material potencialmente contaminado o de manipular fluidos corporales. Aunque sencillo, es una de las formas más eficaces de prevenir la transmisión de infecciones. Debe realizarse cuidadosamente utilizando agua y jabón o una solución hidroalcohólica, según la situación. El lavado de manos debe durar al menos 30 segundos y cubrir todas las partes de las manos, incluyendo entre los dedos, debajo de las uñas y alrededor de las muñecas. Esto debe convertirse en un reflejo constante para los asistentes sanitarios, que deben lavarse sistemáticamente las manos no sólo antes y después de cada tratamiento, sino también después de quitarse los guantes o manipular objetos no estériles.

El uso de guantes también forma parte de los protocolos de asepsia. Los guantes no sólo protegen al paciente, al reducir el riesgo de transmisión de microorganismos por parte del cuidador, sino también al propio cuidador, especialmente cuando manipula fluidos corporales o dispositivos médicos invasivos. Sin embargo, es esencial no considerar los guantes como una solución única: no sustituyen al lavado de manos, que debe realizarse antes de ponérselos y después de quitárselos. El uso de guantes estériles es obligatorio para todos los cuidados invasivos o cuando se manipulan dispositivos médicos como catéteres, sondas o drenajes, para minimizar el riesgo de contaminación.

Los paños estériles y el **instrumental estéril** son esenciales para procedimientos invasivos como la colocación de catéteres o los cambios de apósitos complejos. Los cuidadores deben asegurarse de que todo el material utilizado sea estéril y se manipule de acuerdo con normas estrictas. Por ejemplo, al cambiar un apósito en una herida quirúrgica, el asistente sanitario debe preparar un campo estéril, disponer el material estéril de forma que no se comprometa su integridad y asegurarse de que las superficies de trabajo permanezcan limpias. Cualquier infracción de la asepsia, por pequeña que sea, como tocar un objeto no estéril con guantes estériles, significa que el procedimiento debe repetirse para evitar la contaminación.

La asepsia no se limita a los gestos técnicos: también afecta **al entorno del paciente**. Los auxiliares sanitarios velan por que las superficies que rodean al paciente se desinfecten con regularidad, sobre todo las que se tocan con frecuencia, como las barandillas de las camas, los carros y los tiradores de las puertas. La desinfección periódica de los equipos médicos, como monitores o bombas de infusión, también es esencial para evitar la proliferación de microorganismos. Cada pieza del equipo utilizado en un paciente debe desinfectarse cuidadosamente o, si es desechable, eliminarse adecuadamente después de su uso. La correcta eliminación de residuos, como apósitos, jeringuillas o guantes sucios, se rige por protocolos estrictos, que garantizan que estos artículos no representen un riesgo de contaminación cruzada.

Cuando se **colocan o mantienen dispositivos invasivos** como catéteres venosos o sondas urinarias, es esencial una asepsia estricta. Cada vez que se manipulan estos dispositivos, deben observarse normas estrictas para evitar la introducción de gérmenes en el torrente sanguíneo, las vías urinarias o las vías respiratorias. Por ejemplo, la colocación de una sonda requiere una preparación meticulosa de la piel del paciente con antisépticos y el uso de paños estériles para aislar la zona de inserción. El auxiliar de enfermería participa en esta preparación asegurándose de que todo el material esté estéril y al alcance de la mano, al tiempo que cumple los procedimientos de asepsia al manipular el dispositivo. El mismo cuidado debe tenerse al vaciar las sondas urinarias o realizar succiones traqueales en pacientes ventilados, ya que estos procedimientos exponen directamente al paciente al riesgo de infección.

El uso de equipos de protección individual (EPI) también es un aspecto esencial de los protocolos de asepsia, especialmente en presencia de pacientes infectados o portadores de gérmenes multirresistentes. Los EPI incluyen mascarillas, guantes, batas y, a veces, gafas protectoras, dependiendo del grado de infecciosidad del paciente o del tipo de asistencia que se vaya a prestar. Su uso ayuda a prevenir la transmisión de gérmenes entre cuidadores y pacientes, o de un paciente a otro. En cuidados intensivos, donde los pacientes suelen estar inmunodeprimidos, estas precauciones son esenciales para proteger a los pacientes más frágiles. Los cuidadores deben asegurarse de que estas medidas se respetan escrupulosamente, cambiando el EPI entre cada paciente y siguiendo procedimientos específicos de vestirse y desvestirse para evitar cualquier contaminación.

Además de la aplicación estricta de los procedimientos asépticos, **la vigilancia constante** y el **control de los signos de infección** son componentes clave del cumplimiento de los protocolos. El auxiliar de enfermería, en estrecho contacto con el paciente, debe estar atento a los signos de enrojecimiento, hinchazón, secreción purulenta o dolor en los lugares donde se insertan los dispositivos invasivos. La detección precoz de estos signos puede evitar que una infección empeore y permitir que se tomen rápidamente medidas correctoras, como retirar o sustituir el dispositivo infectado, o administrar antibióticos.

Por último, el **cumplimiento de los protocolos de asepsia** exige **una formación continua**. Las técnicas evolucionan, los gérmenes desarrollan resistencias y las nuevas recomendaciones se actualizan periódicamente. Los asistentes sanitarios necesitan formación continua para dominar los procedimientos técnicos, mantenerse al día de los nuevos protocolos y comprender la importancia de cada medida en la prevención de las infecciones. Esta formación refuerza el rigor con el que se llevan a cabo los procedimientos y garantiza que todos los miembros del equipo asistencial cumplen las mismas normas de seguridad del paciente.

○ Mantenimiento de dispositivos médicos invasivos: catéteres, drenajes, sondas.

El mantenimiento de dispositivos médicos invasivos como catéteres, drenajes y sondas es una tarea de crucial importancia en cuidados intensivos. Estos dispositivos son esenciales para el tratamiento de pacientes críticos, ya que permiten administrar tratamientos, drenar líquidos o monitorizar continuamente las funciones vitales. Sin embargo, su naturaleza invasiva los expone a mayores riesgos de contaminación e infección. Por eso es esencial un mantenimiento riguroso de estos dispositivos para prevenir infecciones nosocomiales, garantizar su correcto funcionamiento y mejorar las posibilidades de recuperación del paciente. Los auxiliares sanitarios, en colaboración con el personal de enfermería, desempeñan un papel clave en el control, la limpieza y la gestión de estos dispositivos.

Los catéteres, ya sean periféricos o centrales, se utilizan para administrar fármacos, líquidos o nutrientes directamente al torrente sanguíneo. En cuidados intensivos, estos dispositivos suelen colocarse durante largos periodos, lo que aumenta el riesgo de infecciones en el lugar de inserción y complicaciones como la tromboflebitis. El auxiliar de enfermería participa en el mantenimiento diario de los catéteres, garantizando que el lugar de inserción permanezca limpio, seco y libre de signos de infección. Esto implica la inspección periódica de la piel alrededor del catéter para detectar enrojecimiento, hinchazón o secreción purulenta, lo que podría indicar una infección local. Si hay alguna anomalía, el cuidador debe alertar inmediatamente a la enfermera para que realice una nueva evaluación.

El cambio de los apósitos alrededor de los catéteres es también una etapa clave en el mantenimiento de estos dispositivos. El auxiliar de enfermería, bajo la supervisión de la enfermera, prepara el material estéril necesario y ayuda a retirar el apósito antiguo con cuidado, evitando cualquier infracción de la asepsia. A continuación, se limpia el lugar con una solución antiséptica y se coloca un nuevo apósito estéril para proteger el puerto de inserción de los gérmenes circundantes. Este proceso, que puede

113

parecer sencillo, requiere una atención meticulosa para evitar la introducción de microorganismos, sobre todo al manipular el catéter o cambiar el equipo de infusión.

Los drenajes se utilizan para evacuar los líquidos corporales que se acumulan tras una intervención quirúrgica o en caso de infección, hemorragia o derrame pleural. En cuidados intensivos, estos dispositivos son esenciales para reducir el riesgo de complicaciones postoperatorias y favorecer la cicatrización de los tejidos. El mantenimiento de los drenajes consta de varios pasos fundamentales: la supervisión periódica del volumen y el aspecto del líquido drenado, el mantenimiento de la permeabilidad del drenaje y la prevención de infecciones en el lugar de inserción. Los cuidadores deben vigilar de cerca la cantidad y el color del líquido recogido en las bolsas o botellas de recogida, ya que cualquier cambio repentino puede indicar una hemorragia o un empeoramiento del estado del paciente. Por ejemplo, un aumento repentino del volumen de líquido drenado o la aparición de sangre fresca pueden indicar una complicación quirúrgica que requiera una intervención urgente.

Además de esta vigilancia, el auxiliar de enfermería participa en el vaciado de los sistemas de drenaje utilizando técnicas asépticas estrictas. Las bolsas de recogida deben vaciarse utilizando guantes estériles, y el dispositivo debe manipularse con cuidado para evitar cualquier contaminación retrógrada. El auxiliar de enfermería también debe asegurarse de que el dispositivo de drenaje permanezca en una posición baja en relación con el lugar de inserción, para favorecer el drenaje por gravedad y evitar el reflujo, que podría introducir gérmenes en el organismo del paciente. El lugar de inserción del drenaje, al igual que el de los catéteres, debe inspeccionarse periódicamente para detectar signos de infección, y el apósito que protege el lugar debe cambiarse de forma estéril según un protocolo estricto.

Las sondas, ya sean urinarias o nasogástricas, también requieren un mantenimiento riguroso. Las sondas urinarias, utilizadas para drenar la orina de pacientes que no pueden hacerlo de forma natural, suelen ser fuente de infecciones urinarias nosocomiales si no se mantienen adecuadamente. Los cuidadores deben asegurarse de que la sonda esté bien sujeta para evitar tirones involuntarios, que podrían causar traumatismos o hemorragias. La bolsa de drenaje debe colocarse siempre por debajo del nivel de la vejiga para evitar el reflujo urinario, que puede provocar infecciones ascendentes. El vaciado regular de la bolsa de drenaje es esencial, y debe realizarse con precauciones asépticas para evitar la contaminación.

El mantenimiento de **las sondas nasogástricas**, utilizadas para alimentar a los pacientes o evacuar el contenido gástrico, requiere una estrecha vigilancia y cuidados adecuados. Los cuidadores deben comprobar que la sonda esté bien sujeta y correctamente colocada para evitar desplazamientos accidentales. Una colocación incorrecta puede provocar complicaciones como una vía falsa o una aspiración pulmonar. El cuidador también debe estar atento a signos de irritación o molestias en la nariz y la garganta, e informar de cualquier dolor o malestar expresado por el paciente. La limpieza periódica de las fosas nasales y la aplicación de pomadas protectoras pueden ayudar a prevenir lesiones cutáneas alrededor del lugar de inserción del catéter.

En todos estos casos, es crucial **una comunicación eficaz** con enfermeras y médicos. El asistente sanitario, que vigila de cerca el estado de los dispositivos invasivos y del paciente, debe informar de cualquier anomalía observada, como una infección local, un mal funcionamiento del dispositivo o una secreción anormal. Esta comunicación permite al equipo médico reaccionar rápidamente ajustando los cuidados, sustituyendo los dispositivos si es necesario o adaptando los tratamientos para evitar complicaciones. El seguimiento riguroso del estado de los dispositivos, combinado con la vigilancia por parte del asistente sanitario, desempeña un papel clave en la prevención de infecciones y complicaciones asociadas a los dispositivos invasivos.

Capítulo 4

El enfoque psicológico y emocional en los cuidados intensivos

El auxiliar de enfermería ante la angustia del paciente

○   Adaptación a pacientes conscientes e inconscientes.

Adaptarse **a pacientes conscientes e inconscientes** es una habilidad esencial para el auxiliar de cuidados intensivos, donde las situaciones varían mucho en función del estado de consciencia del paciente. Tanto si el paciente está despierto y es capaz de interactuar como si, por el contrario, se encuentra en estado de inconsciencia, las necesidades de cuidados y apoyo difieren considerablemente. Por lo tanto, el auxiliar de enfermería debe demostrar una gran flexibilidad, sensibilidad y empatía para responder a las expectativas de cada paciente garantizando al mismo tiempo un nivel óptimo de cuidados.

Con **los pacientes conscientes**, la interacción se basa principalmente en la comunicación verbal y no verbal. Estos pacientes, aunque estén en cuidados intensivos por motivos graves, conservan su capacidad de expresarse, de sentir emociones y de participar activamente en sus cuidados. En este contexto, el cuidador debe estar atento a su estado emocional, ya que la hospitalización en cuidados intensivos suele ser fuente de ansiedad, miedo y frustración. La capacidad de comunicarse de forma clara, tranquilizadora y empática es esencial. Explicar lo que se va a hacer, responder a las preguntas, ofrecer palabras tranquilizadoras y estar disponible contribuyen a reducir la ansiedad del paciente, devolverle cierto control y tranquilizarle sobre el curso del tratamiento.

La comunicación no verbal también es muy importante en la relación con un paciente consciente. Los cuidadores deben estar atentos a los signos de dolor, malestar o preocupación expresados por el lenguaje corporal, las expresiones faciales o el tono de voz del paciente. Por ejemplo, un cambio de postura, muecas o una mirada preocupada pueden indicar malestar, aunque el paciente no lo exprese directamente. En esos momentos, es esencial responder rápida y adecuadamente, ya sea recolocando al paciente para mejorar su comodidad, administrándole analgésicos o simplemente tomándose el tiempo necesario para tranquilizarle.

Los pacientes conscientes, incluso los que se encuentran en cuidados intensivos, a menudo agradecen poder participar en determinadas decisiones relativas a sus cuidados, como el tratamiento del dolor, la elección de la posición en la cama o la higiene personal. Respetar su autonomía y dignidad dejándoles cierto margen de maniobra en estas decisiones contribuye a su bienestar psicológico y refuerza la relación de confianza con el equipo asistencial. El auxiliar asistencial debe velar por respetar esta dimensión, garantizando al mismo tiempo que los cuidados se adapten a las necesidades clínicas del paciente.

Sin embargo, el cuidado de **los pacientes inconscientes** es de una naturaleza completamente distinta. Estos pacientes, que a menudo están intubados, ventilados o bajo sedación profunda, no pueden interactuar directamente, pero requieren tanta atención, si no más, porque son incapaces de expresar por sí mismos sus necesidades, dolor o malestar. En estos casos, el auxiliar de enfermería debe desarrollar un mayor nivel de vigilancia, interpretando los signos clínicos indirectos para evaluar el estado del paciente. Por ejemplo, el control de los parámetros vitales (tensión arterial, frecuencia cardiaca, saturación de oxígeno), los movimientos involuntarios, las expresiones faciales o las variaciones en las respuestas fisiológicas pueden proporcionar indicios del estado del paciente, su dolor o su malestar.

Aunque estén inconscientes, estos pacientes merecen ser tratados con el mismo respeto y dignidad que los pacientes conscientes. Los cuidadores deben explicar siempre lo que van a hacer, aunque el paciente no pueda responder. Este cuidado en la comunicación refuerza la humanidad de los cuidados y refleja la importancia de tratar a cada paciente como una persona completa, sea cual sea su estado de consciencia. Hablar con el paciente durante los cuidados, explicándole con calma cada paso, aunque el paciente no responda, mantiene un vínculo humano esencial y ayuda a preservar la dignidad del paciente.

Los cuidadores también deben prestar especial atención a la **prevención de las complicaciones** asociadas a la inmovilidad y la inconsciencia. Los pacientes inconscientes corren un alto riesgo de desarrollar complicaciones como escaras, infecciones respiratorias (neumonía asociada a la ventilación mecánica) o contracturas musculares debidas a la inmovilidad prolongada. Para prevenir estas complicaciones, el auxiliar de enfermería debe cambiar regularmente la posición del paciente para evitar los puntos de presión, garantizar una buena higiene corporal y realizar cuidados bucales regulares para limitar el riesgo de neumonía. Además, bajo la supervisión de fisioterapeutas, el auxiliar de enfermería participa en la movilización pasiva de las extremidades del paciente, para mantener un cierto nivel de actividad muscular y prevenir la rigidez articular.

Cuando traten con pacientes inconscientes, los auxiliares de cuidados también deben ser conscientes de los **dispositivos médicos** colocados, como catéteres, sondas o drenajes, que requieren una vigilancia adicional para evitar infecciones o un mal funcionamiento. Por ejemplo, un catéter central o una sonda urinaria deben vigilarse cuidadosamente para evitar la contaminación, el desplazamiento accidental o la obstrucción. El mantenimiento de estos dispositivos es, por tanto, un punto clave en el cuidado de los pacientes inconscientes, y el auxiliar de enfermería debe asegurarse de que se cumplen rigurosamente todos los protocolos de asepsia y monitorización.

Por último, tanto si el paciente está consciente como inconsciente, el auxiliar asistencial también debe adaptar su práctica a las **necesidades psicológicas y emocionales de las familias.** Las familias de los pacientes inconscientes, en particular, se enfrentan a menudo a una gran angustia emocional, dada la incertidumbre del estado de su ser querido y la imposibilidad de comunicarse con ellos. El auxiliar de enfermería puede desempeñar un papel clave en el apoyo a las familias proporcionándoles información clara, respondiendo a sus preguntas de forma tranquilizadora y ayudándoles a comprender los cuidados que se les están dispensando. Aunque el auxiliar de enfermería no siempre se encarga de la comunicación médica, su actitud afectuosa y su capacidad para escuchar pueden ayudar a aliviar las preocupaciones de las familias y mantener una relación de confianza.

○ Tratamiento del dolor y consuelo emocional.

La gestión del dolor y el confort emocional es un aspecto fundamental de la atención hospitalaria, especialmente en cuidados intensivos. Los pacientes ingresados en estas unidades se enfrentan a menudo a situaciones médicas graves y a veces complejas, que van acompañadas no sólo de dolor físico, sino también de un gran malestar emocional. El auxiliar de enfermería desempeña un papel crucial en la gestión de estas dos dimensiones, estando atento a las señales expresadas por los pacientes, interviniendo directamente para aliviar el dolor y creando un entorno tranquilizador y calmante para promover su bienestar general.

El tratamiento del dolor físico comienza con una observación estrecha y continua del paciente. En cuidados intensivos, el dolor puede deberse a muchas causas: cirugía, traumatismos, patologías agudas o crónicas, dispositivos médicos invasivos (como catéteres) o inmovilidad prolongada. No todos los pacientes son capaces de expresar verbalmente su dolor, sobre todo los que están sedados o no pueden comunicarse. Por ello, los cuidadores deben estar especialmente atentos a los signos indirectos de dolor, como muecas, tensión muscular, agitación inusual, respiración acelerada o variaciones de las constantes vitales, como la frecuencia cardiaca y la tensión arterial.

Una de las primeras funciones del auxiliar de cuidados es **transmitir información** al equipo médico cuando se sospecha o se informa de la existencia de dolor, de modo que puedan adoptarse las medidas adecuadas. Esto puede incluir la administración de analgésicos por parte de la enfermera o el médico, o el ajuste de la posición del paciente para reducir los puntos de presión o la tensión muscular. Sin embargo, el tratamiento del dolor no depende únicamente de la medicación: intervenciones sencillas pero cruciales, como el cambio frecuente de posición del paciente, el uso de cojines para apoyar partes del cuerpo o la aplicación de técnicas de relajación, pueden tener un impacto significativo en la reducción del dolor.

Los cuidadores también pueden participar en métodos no farmacológicos para **aliviar el dolor**, como la movilización pasiva, los masajes suaves para aliviar la tensión muscular o la aplicación de calor o frío según las recomendaciones médicas. Estos gestos sencillos pero afectuosos ayudan a reducir el dolor físico, al tiempo que crean una interacción más humana y tranquilizadora entre paciente y cuidador.

Además del dolor físico, los pacientes en cuidados intensivos pueden **experimentar trastornos emocionales** debido a la gravedad de su estado, el intimidante entorno tecnológico y la incertidumbre sobre su recuperación. Emociones como el miedo, la ansiedad, la soledad y la angustia se experimentan con frecuencia en estas situaciones críticas. Los cuidadores, que a menudo están en contacto directo y constante con los pacientes, tienen un importante papel que desempeñar en la gestión de estas emociones.

Para responder a las necesidades emocionales de los pacientes, los auxiliares asistenciales deben mostrar una gran **empatía y saber escuchar**. Los pacientes necesitan sentir que no están solos en su sufrimiento y que pueden contar con una presencia humana tranquilizadora y afectuosa. El simple hecho de estar allí, tomarse el tiempo necesario para hablar con ellos, escuchar sus preocupaciones sin juzgarlas y responder a sus preguntas sobre el tratamiento puede contribuir en gran medida a aliviar su ansiedad. Al explicar de forma clara y tranquilizadora lo que va a ocurrir durante los cuidados, el asistente sanitario puede reducir la incertidumbre y el estrés asociados a la hospitalización en cuidados intensivos, un entorno que suele asustar a los pacientes.

Con los pacientes conscientes, es esencial **personalizar el enfoque** para satisfacer sus necesidades emocionales específicas. Algunos pacientes sentirán la necesidad de hablar, de comprender cada detalle de sus cuidados, mientras que otros preferirán permanecer en silencio o contemplativos. El auxiliar de enfermería debe adaptarse a estas diferentes expectativas y respetar el ritmo de cada persona. A veces, un simple gesto de amabilidad -como ajustar la almohada, ofrecer una manta extra o comprobar que el paciente está cómodo- puede tener un importante efecto tranquilizador.

Para los **pacientes inconscientes o bajo sedación**, el confort emocional es igual de importante, aunque más difícil de definir. Se ha demostrado que incluso los pacientes inconscientes pueden percibir determinados estímulos auditivos o táctiles, y que la atención comprensiva prestada a estos pacientes puede contribuir a su bienestar general. El cuidador puede hablar con calma al paciente durante los cuidados, explicando cada gesto realizado y manteniendo un ambiente tranquilizador. Evitando los ruidos repentinos, reduciendo la iluminación excesiva y asegurándose de que el paciente esté cómodo, el cuidador puede crear una atmósfera más serena, que puede ayudar al paciente a recuperarse.

La gestión **del bienestar emocional** también implica las relaciones con **las familias** de los pacientes. Las familias, a menudo angustiadas por la enfermedad de su ser querido, también necesitan apoyo. El auxiliar de enfermería, escuchando y estando presente, puede desempeñar un papel importante de apoyo a los familiares, respondiendo a sus preguntas prácticas y ayudándoles a comprender los cuidados dispensados. Una comunicación clara y empática con los familiares ayuda a tranquilizarlos, a reducir su ansiedad y a mejorar la experiencia global de los cuidados, tanto para el paciente como para la familia.

Por último, el **tratamiento del dolor y el bienestar emocional** debe considerarse un proceso continuo que requiere una reevaluación periódica. Las necesidades de los pacientes pueden evolucionar rápidamente en cuidados intensivos, y el cuidador debe permanecer alerta a los cambios sutiles en su estado físico y emocional. La comunicación con el equipo asistencial es esencial para ajustar las intervenciones en función de estas necesidades cambiantes, ya sea reforzando las medidas analgésicas u ofreciendo un apoyo psicológico más sostenido.

- ○ Escucha activa y empatía a la cabecera de los pacientes críticos.

La escucha activa y la empatía son dos cualidades fundamentales para los auxiliares sanitarios, sobre todo cuando trabajan con **pacientes críticos** en cuidados intensivos. Estos pacientes, que a menudo se enfrentan a situaciones de vida o muerte, viven momentos de extrema vulnerabilidad. Su estado físico y emocional requiere un enfoque asistencial que vaya más allá de los gestos técnicos. La escucha activa y la empatía permiten responder no sólo a las necesidades médicas de estos pacientes, sino también a sus necesidades psicológicas y emocionales, proporcionándoles el apoyo humano que necesitan en esos momentos críticos.

La escucha activa es mucho más que un simple intercambio verbal. Es una escucha total, atenta y respetuosa, en la que el cuidador se pone totalmente a disposición para escuchar y comprender lo que el paciente expresa, tanto con sus palabras como con su cuerpo y sus emociones. En cuidados intensivos, los pacientes conscientes pueden sentirse abrumados por la ansiedad, el miedo, el dolor o la incertidumbre sobre su estado de salud. Necesitan que se les escuche, sentir que se tienen en cuenta sus temores y preguntas. La escucha activa consiste en prestar atención a lo que dicen, no interrumpir, hacer preguntas pertinentes para comprender mejor lo que sienten y reformular lo que dicen para asegurarse de que se han entendido sus necesidades y preocupaciones.

Cuando los asistentes sanitarios practican la escucha activa, crean un **espacio de confianza** en el que los pacientes pueden expresarse libremente, sin sentirse juzgados o desatendidos. Este espacio de confianza permite a menudo a los pacientes hablar de sus miedos más profundos, de sus preocupaciones sobre su futuro, o incluso de temas delicados como la muerte o el proceso de recuperación. Ante estas situaciones, el cuidador debe estar **disponible** y **ser comprensivo para** dejar que el paciente exprese sus emociones. A veces, esto significa simplemente estar presente, aunque sea en silencio, al lado del paciente, para demostrarle que no está solo.

La empatía va más allá de escuchar. Implica ponerse en el lugar del paciente, intentar comprender lo que experimenta, siente y atraviesa, sin identificarse completamente con él. En cuidados intensivos, donde los pacientes pueden estar inmovilizados, dependientes y aislados, la empatía nos permite percibir sus necesidades ocultas, su dolor no expresado y su sufrimiento emocional. Es esta capacidad de **sentir con la otra persona**, sin perder de vista nuestra propia objetividad como cuidadores, lo que nos permite crear una auténtica conexión humana y personalizar los cuidados.

Para los pacientes críticos, esta empatía es esencial. Pueden sentirse deshumanizados por el entorno altamente medicalizado, las máquinas, los tratamientos invasivos y la falta de autonomía. Al ser empático, el asistente sanitario reintroduce una dimensión humana en los cuidados, reconociendo a la persona que hay detrás del paciente, y no simplemente la enfermedad o el tratamiento. Este reconocimiento se consigue a través de pequeños gestos, como ajustar la manta para mejorar la comodidad, ofrecer un gesto de consuelo o simplemente explicar con calma los cuidados que se van a dispensar.

La empatía también es especialmente valiosa cuando se **trata con pacientes al final de su vida** o que se enfrentan a patologías graves que afectan a su futuro a corto plazo. Estos pacientes, a menudo llenos de miedos e incertidumbres, se benefician enormemente de un enfoque empático que les permita compartir sus preocupaciones existenciales. Los cuidadores pueden desempeñar aquí un papel clave, **proporcionando apoyo emocional** durante esta difícil fase, ayudándoles a sentirse comprendidos y atendidos.

La escucha activa y la empatía son igual de cruciales con los **pacientes inconscientes**. Aunque no puedan interactuar verbalmente, se ha demostrado que estos pacientes a veces perciben su entorno a través de estímulos auditivos o táctiles. Hablarles suavemente, explicarles los cuidados que están recibiendo o simplemente cogerles de la mano puede tener un efecto tranquilizador, aunque no puedan responder. En este caso, el auxiliar de enfermería demuestra con estos gestos que el paciente siempre es visto como una persona por derecho propio, que merece atención y respeto, sea cual sea su estado de consciencia.

Además, la empatía y la escucha no se limitan al paciente. **Las familias** de los pacientes críticos experimentan a menudo una intensa angustia emocional, divididas entre la preocupación, el miedo a perder a un ser querido y el sentimiento de impotencia. También en este caso, el auxiliar de enfermería puede escuchar activamente a las familias, atendiendo a sus preguntas, sus dudas y su dolor. No se trata siempre de responder a todas sus preguntas médicas -esa función suele corresponder a los médicos-, sino de acompañarles en su experiencia emocional, tranquilizarles sobre los cuidados prestados y apoyarles con amabilidad en estos momentos difíciles.

Al escuchar activamente y mostrar empatía, el auxiliar de enfermería crea un **vínculo humano** que trasciende los aspectos puramente técnicos de los cuidados. Este vínculo es especialmente importante en cuidados intensivos, donde los pacientes a menudo están aislados de su vida cotidiana, de sus familias y de sus puntos de referencia habituales. Este vínculo proporciona consuelo y ayuda a aligerar la carga emocional de la hospitalización, reforzando la resistencia del paciente frente a su enfermedad. La capacidad del cuidador para empatizar y escuchar activamente repercute directamente en la calidad de los cuidados y en la percepción de los pacientes de que se les apoya y valora.

Apoyo a la familia del paciente

○ Acoger e informar a las familias: apoyo sin diagnóstico.

Acoger e informar a la familia son etapas cruciales en el cuidado de los pacientes en cuidados intensivos. Estos momentos suelen estar cargados de emoción, ya que las familias se enfrentan a la ansiedad, el miedo y, a veces, la incertidumbre sobre el estado de su ser querido. En este contexto, el asistente de cuidados desempeña un papel esencial de apoyo a la familia, procurando no inmiscuirse en las responsabilidades médicas, como el diagnóstico o las decisiones terapéuticas, que son responsabilidad de los médicos. El objetivo es apoyar a la familia, respondiendo a sus necesidades inmediatas de información y tranquilidad, y proporcionando al mismo tiempo una presencia humana tranquilizadora en un momento a menudo inquietante.

La acogida de la familia comienza nada más llegar a la unidad de cuidados intensivos. Las familias, que a menudo están estresadas y desorientadas, necesitan ser guiadas, tanto física como psicológicamente. Como primer punto de contacto con la sala, el auxiliar de enfermería tiene el deber de crear un entorno relajante y tranquilizador. Esto implica una actitud atenta, una sonrisa acogedora y palabras tranquilizadoras. Dar la bienvenida a las familias significa no sólo dirigirlas a la habitación de su ser querido, sino también tranquilizarlas sobre las condiciones de los cuidados explicándoles brevemente lo que se hace por el paciente, en términos sencillos y accesibles.

La información es una necesidad fundamental para las familias. Ante la hospitalización de un ser querido en cuidados intensivos, la incertidumbre y la falta de comprensión clara de las situaciones médicas pueden alimentar ansiedades muy arraigadas. El cuidador puede desempeñar un papel importante proporcionando información práctica sobre los cuidados cotidianos del paciente. Esto puede incluir explicaciones sobre los cuidados básicos, el control de las constantes vitales o el uso de dispositivos médicos como monitores, infusiones o respiradores. Sin embargo, es esencial que el asistente respete **los límites de su función**: no está ahí para hacer diagnósticos o interpretar datos médicos complejos. Estas explicaciones son competencia de los médicos, que son los únicos autorizados para dar información precisa sobre la evolución de la enfermedad, el pronóstico o las opciones de tratamiento.

Para ofrecer apoyo sin hacer un diagnóstico, los cuidadores deben **comunicarse de forma clara y tranquilizadora**, centrándose en los aspectos prácticos y concretos de los cuidados. Por ejemplo, pueden explicar a las familias que el paciente está bajo vigilancia constante, que los equipos asistenciales están disponibles en todo momento o que se realizan ajustes periódicos del tratamiento para responder a los cambios en el estado del paciente. Esta información ayuda a la familia a comprender mejor el entorno asistencial en el que se atiende a su ser querido y a sentirse más segura.

Cuando las familias expresan **preocupaciones concretas** sobre el estado del paciente, el cuidador puede responder remitiéndolas a los médicos, al tiempo que les asegura que su ser querido está recibiendo los cuidados adecuados. Por ejemplo, si una familia tiene dudas sobre la medicación que se le está administrando o el pronóstico, el cuidador puede invitarles a hablar del asunto con el equipo médico, al tiempo que les asegura que el paciente está bien atendido. De este modo, el cuidador demuestra que escucha respetando las funciones de cada miembro del equipo asistencial, lo que evita crear confusión o malentendidos en la comunicación.

Otro aspecto importante del apoyo a las familias es **crear un espacio donde puedan expresar sus emociones**. Enfrentarse a una enfermedad grave o a la incertidumbre médica suele provocar fuertes reacciones emocionales. Los cuidadores deben estar preparados para escuchar a las familias y reconocer su dolor, ansiedad y frustración, sin tratar de minimizar o racionalizar sus emociones. Esto puede ser tan sencillo como estar presente, ofrecer una palabra de consuelo o responder a preguntas sencillas sobre cómo le va el día al paciente. Este tipo de escucha permite a las familias sentirse acompañadas y apoyadas en un momento en el que pueden sentirse impotentes o aisladas.

En caso de **situación crítica** o empeoramiento del estado del paciente, el auxiliar asistencial puede desempeñar un papel clave informando rápidamente al equipo médico de que la familia desea noticias más concretas. Así se garantiza que las familias reciban rápidamente la información adecuada y no se sientan excluidas del proceso de toma de decisiones médicas. Si es necesario, el cuidador también puede permanecer con las familias durante las discusiones médicas, ofreciendo apoyo moral en estos momentos difíciles, al tiempo que deja la función de explicación técnica al médico.

Por último, es importante **que el** auxiliar de enfermería **respete la intimidad de las familias**. Cada familia reacciona de forma diferente a la hospitalización en cuidados intensivos. Algunas familias quieren estar muy presentes, haciendo muchas preguntas, mientras que otras pueden preferir permanecer más en un segundo plano. El cuidador debe adaptarse a estas diferentes necesidades, respetando los deseos de cada familia en cuanto a cómo desean interactuar con la sala. Proporcionar un espacio tranquilo, permitir que las familias permanezcan con el paciente si es posible y respetar su ritmo es una forma de garantizar que su experiencia sea lo menos estresante posible.

○ El papel de mediador entre el equipo asistencial y los familiares.

El papel de mediador entre el equipo de enfermería y los familiares de los pacientes es una parte esencial del trabajo del auxiliar de enfermería, especialmente en cuidados intensivos, donde a menudo las emociones están a flor de piel y las familias están profundamente preocupadas. Como primer punto de contacto con los familiares y miembro integrado del equipo de cuidados, el auxiliar de enfermería se encuentra en el centro de esta dinámica de comunicación. Su papel de mediador consiste en facilitar el intercambio de información, aliviar las tensiones y hacer que las familias se sientan incluidas en el cuidado de su ser querido, respetando al mismo tiempo los límites de su campo de especialización.

El primer aspecto de la función mediadora del auxiliar de cuidados reside en su capacidad para **facilitar la comunicación** entre los familiares y el equipo médico. En cuidados intensivos, las familias se enfrentan a menudo a un entorno médico complejo, en el que los cuidados son técnicos y el estado del paciente es a veces incierto. Los términos médicos pueden ser difíciles de entender, y los familiares pueden sentirse abrumados o excluidos. El auxiliar de enfermería, por su proximidad a las familias, puede ayudarles a desenvolverse en este entorno respondiendo a sus preguntas prácticas sobre los cuidados cotidianos y explicando de forma sencilla y accesible lo que es posible explicar. Sin invadir las explicaciones médicas del médico, pueden aclarar ciertos aspectos técnicos de los cuidados, como el uso de monitores, sondas o dispositivos médicos, para ayudar a los familiares a entender mejor lo que ven y sentirse menos desamparados.

El auxiliar de enfermería también desempeña un papel crucial como **enlace entre las familias y el equipo médico.** Cuando una familia desea información más detallada sobre el estado del paciente, el cuidador puede actuar como intermediario, alertando a la enfermera o al médico de la solicitud. Del mismo modo, si los familiares tienen preguntas o preocupaciones específicas, el cuidador puede transmitirlas al equipo asistencial, asegurándose de que la familia recibe una respuesta rápida y adecuada. De este modo, ayuda a facilitar la comunicación entre las dos partes, garantizando que los familiares nunca se sientan aislados o sin información.

En situaciones en las que la comunicación entre los familiares y el equipo asistencial es más delicada, el asistente asistencial se convierte en un auténtico **aliviador de tensiones**. El dolor, la preocupación y, a veces, la incomprensión pueden provocar tensiones o malentendidos entre familiares y cuidadores. Algunos familiares, desbordados por la emoción, pueden malinterpretar las decisiones médicas o sentirse frustrados por la falta de información. El auxiliar de enfermería, a través de su papel de acercamiento y su enfoque empático, puede apaciguar estas situaciones dedicando tiempo a hablar con los familiares, escuchándoles y ofreciéndoles un espacio para expresar sus temores o frustraciones. De este modo, pueden aclarar ciertos malentendidos o calmar las preocupaciones antes de que se agraven, procurando al mismo tiempo no extralimitarse en su papel de apoyo psicológico clave.

Como mediadores, los auxiliares asistenciales también deben garantizar **el** respeto y la protección de **la intimidad y la dignidad** del paciente. A veces las familias, en su deseo de hacer lo correcto o su necesidad de tranquilidad, pueden hacer preguntas sobre el estado de salud o el tratamiento del paciente que entran en el ámbito de la intimidad médica. El auxiliar de enfermería debe entonces, con sensibilidad, dirigir estas conversaciones hacia los profesionales de la salud apropiados (médico o enfermera), explicando al mismo tiempo que ciertas informaciones requieren conocimientos médicos o una confidencialidad particular. Esta función de mediación es delicada, ya que exige conciliar la apertura necesaria para comunicarse con las familias con el respeto estricto de la deontología médica y el secreto profesional.

Ante una decisión médica difícil o una situación crítica para el paciente, el auxiliar asistencial sigue actuando como enlace entre el equipo asistencial y la familia. Por ejemplo, cuando hay que tomar decisiones rápidamente si el estado del paciente se deteriora, los familiares pueden sentirse angustiados. El asistente puede entonces apoyarles explicándoles con calma las medidas inmediatas que deben tomarse, asegurándoles que el paciente está recibiendo los cuidados necesarios y dirigiéndoles al médico para que les dé explicaciones detalladas. Este apoyo ayuda a mantener un cierto grado de serenidad en momentos en que las familias pueden sentirse abrumadas por la urgencia de la situación.

El apoyo emocional que el cuidador presta a las familias también desempeña un papel clave en la mediación. Cuando las familias se enfrentan a la grave enfermedad de un ser querido, experimentan emociones intensas: miedo, tristeza y a veces rabia. Los cuidadores suelen estar en primera línea de estas emociones, y su papel es crear un espacio donde puedan expresarse libremente, sin ser juzgados. Escuchar las preocupaciones de las familias, responder a sus preguntas prácticas y ofrecerles gestos de consuelo son formas de apoyarles en su experiencia emocional, facilitando al mismo tiempo el diálogo con el equipo asistencial. Este apoyo refuerza la confianza de las familias en los cuidados prestados a su ser querido y, a menudo, alivia las tensiones asociadas a la ansiedad y la incertidumbre.

Además, los asistentes deben ser capaces de adaptarse a la diversidad de **reacciones emocionales** de las familias. Algunas familias expresan sus emociones abiertamente, buscando respuestas o explicaciones inmediatas, mientras que otras pueden mostrarse más reservadas o retraídas. Los cuidadores deben ser conscientes de estas diferentes dinámicas familiares y ajustar su intervención en función de las necesidades y expectativas de cada familia, respetando al mismo tiempo su ritmo emocional. Saber cuándo intervenir, cuándo retirarse y cuándo remitir al médico es un aspecto esencial de la mediación.

○ Tratar las emociones intensas de las familias: ansiedad, ira, dolor.

Lidiar con las intensas emociones de los familiares -como la angustia, la ira o el dolor- es uno de los retos más delicados a los que se enfrenta un cuidador, especialmente en cuidados intensivos. Cuando los allegados ven a un ser querido en estado crítico, suelen sentirse abrumados por emociones fuertes que a veces pueden desbordarse. Como miembro clave del equipo asistencial, el cuidador debe mostrar una gran empatía y sensibilidad para ayudar a estas familias en estos momentos difíciles, manteniendo al mismo tiempo un entorno asistencial propicio para el bienestar del paciente y la colaboración con el equipo asistencial.

La ansiedad, a menudo presente desde el momento en que un ser querido ingresa en cuidados intensivos, es una emoción omnipresente. Las familias, ante la incertidumbre sobre el estado de salud de su ser querido, sienten un gran temor por su futuro. Esta ansiedad se ve alimentada por el propio entorno médico: el carácter técnico de los cuidados, las máquinas, el ruido constante de los monitores y la visión de su ser querido conectado a dispositivos médicos pueden ser extremadamente desestabilizadores. La presencia constante del asistente desempeña un papel fundamental para calmar esta ansiedad.

Para calmar a las familias ansiosas, el asistente debe, en primer lugar, ser **un oyente activo**. Es esencial dejar que las familias expresen libremente sus temores y preocupaciones, sin interrumpir ni minimizar su angustia. Simplemente escuchar, sin juzgar, es una fuente de alivio para los seres queridos, que pueden sentirse escuchados y comprendidos. Tras escuchar, el cuidador puede proporcionar **información tranquilizadora** sobre los cuidados cotidianos del paciente. Sin entrar en los complejos detalles médicos que son responsabilidad del médico, puede explicar, por ejemplo, que el paciente está bajo vigilancia constante, que todos los parámetros vitales se controlan cuidadosamente y que el equipo asistencial está constantemente a

133

su lado. Estas explicaciones prácticas y concretas suelen ayudar a reducir la incertidumbre que alimenta la ansiedad.

Otra emoción frecuente en los cuidados intensivos es la **ira**. Algunas familias, abrumadas por la frustración, el miedo y la impotencia, pueden expresar su dolor en forma de ira. Esta ira puede dirigirse contra el equipo de cuidados, contra el sistema hospitalario o incluso contra ellos mismos, por razones que no siempre son racionales. Es crucial que el cuidador no se tome estas expresiones de ira como algo personal, sino que comprenda que son una expresión de emociones subyacentes a menudo vinculadas a la incertidumbre o a sentimientos de pérdida de control.

Ante un enfado, el auxiliar de enfermería debe **mantener la calma** y **ser paciente**. Es importante permanecer disponible y abierto a la discusión, sin intentar reaccionar a la defensiva. A menudo, el enfado se expresa porque las familias se sienten incomprendidas o confusas, por lo que es importante que el auxiliar de enfermería les explique el proceso asistencial de forma clara y comprensiva, o que les dirija a los médicos para obtener respuestas más concretas. En algunos casos, puede ser necesario crear un espacio de diálogo para que las familias puedan expresar y liberar su rabia. El simple hecho de tener un contacto atento y sin prejuicios puede desactivar muchas tensiones.

Sin embargo, si el enfado se vuelve demasiado intenso o crea una situación de conflicto, el auxiliar de cuidados puede pedir apoyo a un miembro del equipo médico o incluso a psicólogos, según sea necesario. Es esencial no dejar que la situación se agrave, manteniendo al mismo tiempo un ambiente tranquilizador y respetuoso tanto para las familias como para el personal asistencial.

El duelo es una emoción omnipresente en las unidades de cuidados intensivos, ya que las familias a menudo se enfrentan a la posibilidad, incluso a la realidad, de la pérdida de un ser querido. El duelo puede manifestarse de muchas maneras:

lágrimas, retraimiento, desorientación emocional, incluso aceptación silenciosa. En esos momentos, el cuidador debe **ser una presencia reconfortante**, adoptando una actitud de apoyo discreto pero constante.

La empatía es la clave para afrontar el duelo. Es fundamental que el cuidador comprenda que cada familia vive el duelo de forma diferente. Algunas familias quieren hablar de su duelo, mientras que otras prefieren el silencio o la soledad. El cuidador debe adaptarse a cada situación, estando disponible para los que necesitan hablar y respetando el espacio de los que necesitan retirarse. En momentos de gran tristeza, un simple gesto -como coger una mano, ofrecer un pañuelo o simplemente permanecer en silencio junto a los seres queridos- puede aportar un inmenso consuelo.

Los cuidadores también pueden **derivar a las familias** a servicios de apoyo psicológico cuando el duelo se hace demasiado difícil de sobrellevar. En cuidados intensivos, los psicólogos suelen estar disponibles para apoyar a las familias en estos momentos críticos. Poder ofrecer esta ayuda, sin imponerla, es una forma de que el cuidador proporcione una atención integral a las necesidades emocionales de las familias.

Por último, los auxiliares asistenciales deben velar **por preservar la intimidad y la dignidad del paciente** en los momentos de duelo de las familias. Por ejemplo, en situaciones de final de vida, pueden ayudar a organizar un espacio donde los familiares puedan despedirse de su ser querido en paz y respeto. También pueden apoyar a las familias en las difíciles decisiones asociadas a los cuidados al final de la vida, facilitando el diálogo con los médicos y siendo al mismo tiempo un punto de referencia constante para los seres queridos.

Capítulo 5

La comunicación en cuidados intensivos : Un arte delicado

Comunicación con el equipo de enfermería

○ Transmisión de información: briefing y debriefing al principio y al final del turno.

La transmisión de información al principio y al final de un turno, en forma de briefings y debriefings, es un elemento esencial para garantizar la continuidad de los cuidados en el hospital, sobre todo en cuidados intensivos. Estos intercambios estructurados permiten a todo el equipo asistencial, incluidos los auxiliares de enfermería, compartir información clave sobre el estado de los pacientes, las intervenciones realizadas y los puntos a los que hay que prestar atención durante la asistencia. El briefing al inicio del turno y el debriefing al final no sólo permiten coordinar eficazmente las acciones del equipo, sino también garantizar la seguridad de los pacientes y optimizar sus cuidados. El auxiliar de enfermería desempeña un papel fundamental en esta dinámica al transmitir la información pertinente y garantizar una transición fluida entre los equipos.

La **sesión informativa al inicio del turno** es un momento para que el equipo que toma el relevo se familiarice con los cambios en el estado del paciente y las prioridades del día. Para el auxiliar de enfermería, es una oportunidad crucial para conocer los cambios que se han producido durante la noche o el día anterior y comprender los objetivos específicos de cada caso. Este tiempo de transmisión proporciona información detallada sobre las constantes vitales de los pacientes, los tratamientos actuales, los dispositivos médicos que deben controlarse (como catéteres o drenajes), así como los cuidados de higiene, movilización o prevención de úlceras por presión que deben llevarse a cabo.

Durante esta sesión informativa se comparte **información esencial** de forma estructurada. Se pasa revista a cada paciente, empezando por su estado general, las intervenciones recientes, los signos de deterioro o mejoría y los próximos cuidados específicos. El asistente debe estar atento a todos los detalles que afectan directamente a su campo de acción: por ejemplo, el estado de la piel del paciente (si hay riesgo de escaras), las necesidades de movilización o confort, los niveles de monitorización de catéteres y drenajes o las instrucciones para mantener la asepsia. Este intercambio de información permite al asistente anticiparse a los cuidados que debe dispensar y prepararse mental y materialmente para el día siguiente.

La **sesión informativa** es también un momento en el que el auxiliar de cuidados puede hacer preguntas al equipo saliente o al personal de enfermería para aclarar determinados aspectos de los cuidados. Puede ser para asegurarse de que se ha entendido una instrucción concreta, para aclarar un punto sobre el uso de un equipo específico o para plantear una situación que requiera una atención especial, como un paciente agitado o con problemas emocionales. Este diálogo garantiza que todos los miembros del equipo dispongan de toda la información necesaria para prestar una atención de calidad, evitando al mismo tiempo descuidos o malentendidos.

La sesión informativa al final del turno es igual de importante. Es un momento en el que el equipo, al final del turno, hace balance de los cuidados prestados y de los acontecimientos clave del día o de la noche. Para el auxiliar de enfermería, es una oportunidad de **transmitir información esencial** sobre la evolución de los pacientes que ha atendido, detallando las intervenciones realizadas y las observaciones efectuadas durante su turno.

Por ejemplo, el auxiliar de cuidados puede informar al equipo siguiente de los cuidados higiénicos realizados, las movilizaciones efectuadas, el estado de la piel del paciente o cualquier signo de dolor o confort observado. También puede informar de cualquier acontecimiento inusual, como agitación nocturna, malestar persistente, signos de fatiga o deterioro de las constantes vitales. Esta información proporciona al equipo siguiente una imagen clara y precisa de la situación de cada paciente, lo que les permite anticipar los cuidados o ajustes que deben realizarse.

El **debriefing** es también un momento de evaluación crítica, en el que el equipo puede debatir las dificultades encontradas y las soluciones puestas en práctica. Si un paciente ha presentado una situación compleja o si los cuidados han requerido una intervención particular, es una oportunidad para que el asistente comparta su experiencia, explique cómo ha gestionado la situación y reciba consejos o comentarios de sus colegas. Este intercambio fomenta el aprendizaje colectivo y refuerza la cohesión del equipo.

Es más, el **debriefing** no es sólo un momento para transmitir información práctica: también es un espacio en el que el auxiliar de cuidados puede expresar sus sentimientos sobre situaciones cargadas de emoción. Trabajar en cuidados intensivos puede ser física y psicológicamente exigente. Durante estos momentos de intercambio, puede ser beneficioso hablar de ciertos aspectos emocionales del trabajo, como las dificultades encontradas con un paciente al final de la vida o las interacciones con familias en apuros. Estas discusiones pueden aliviar parte de la tensión y proporcionar apoyo dentro del equipo, al tiempo que se comparten experiencias y estrategias para gestionar mejor estas situaciones en el futuro.

En este proceso de **transmisión de información**, la claridad y la precisión son esenciales. El cuidador debe asegurarse de que nada quede sin aclarar, para evitar cualquier confusión o mala interpretación por parte del equipo que toma el relevo. También es una forma de garantizar que la atención se presta de forma coherente, que se respeta cada etapa y que los pacientes reciben una atención continua, sin interrupciones ni incoherencias. La comunicación debe ser eficaz y directa, pero también comprensiva, ya que contribuye a mantener un clima de confianza dentro del equipo asistencial, garantizando así la calidad de los cuidados prestados.

Por último, el **briefing y el debriefing** contribuyen no sólo a la seguridad de los pacientes, sino también a mejorar la **calidad de la asistencia**. Permiten informar rápidamente de cualquier anomalía, evitar errores de comunicación y reforzar los protocolos. También ofrecen un espacio para la mejora continua, en el que los equipos pueden ajustar sus prácticas basándose en observaciones sobre el terreno, compartiendo soluciones concretas a los retos cotidianos encontrados en el departamento.

○ La importancia de unas instrucciones claras y una comunicación rigurosa.

La importancia de unas instrucciones claras y una **comunicación rigurosa** es fundamental en el entorno hospitalario, sobre todo en servicios críticos como los cuidados intensivos. La naturaleza de los cuidados prestados a pacientes que a menudo se encuentran en estado grave, son vulnerables y requieren una vigilancia constante, exige una coordinación perfecta entre todos los miembros del equipo asistencial. Una comunicación clara y rigurosa garantiza la seguridad del paciente, la continuidad de los cuidados y la eficacia del trabajo en equipo. Para el auxiliar de enfermería, estos aspectos son esenciales para responder a las expectativas clínicas y garantizar un entorno de trabajo fluido y sin ambigüedades.

Unas instrucciones claras son esenciales para evitar cualquier forma de confusión o mala interpretación que pueda comprometer la atención al paciente. En cuidados intensivos, las situaciones suelen evolucionar rápidamente y los pacientes pueden presentar complicaciones repentinas que requieren una intervención precisa e inmediata. En este contexto, el asistente de cuidados debe ser capaz de recibir y ejecutar instrucciones con absoluta precisión. Las órdenes dadas, ya se refieran a la monitorización de las constantes vitales, a la administración de cuidados de confort o a la movilización de los pacientes, deben entenderse al detalle para evitar cualquier error.

Cuando una enfermera o un médico dan una instrucción, el asistente debe asegurarse de que se entiende claramente. En caso de duda, es esencial pedir aclaraciones inmediatamente, en lugar de arriesgarse a malinterpretar la instrucción. Por ejemplo, si hay que controlar la ingesta y la eliminación de líquidos de un paciente, es necesario comprender exactamente qué tipo de medición hay que registrar, con qué frecuencia y en qué contexto. Esta atención al detalle, basada en instrucciones claras, garantiza que la atención sea meticulosa y cumpla las expectativas del equipo médico.

La comunicación rigurosa es igualmente esencial, ya que ayuda a garantizar la continuidad de la asistencia entre los distintos equipos que se turnan a la cabecera del paciente. La comunicación tiene lugar sobre todo en el momento de los cambios, durante las sesiones informativas y los debriefings, pero también puede producirse a lo largo del día cuando se producen acontecimientos o intervenciones específicas. El rigor de estos intercambios garantiza que la información crucial se transmita correctamente, sin pérdidas ni distorsiones, lo que es vital para la seguridad del paciente.

Transmitir información con rigor significa que el asistente debe **ser preciso y objetivo**. No se trata sólo de dar impresiones generales sobre el estado del paciente, sino de proporcionar datos objetivos y verificables, como las constantes vitales tomadas, los cuidados prestados, los cambios observados en el estado general del paciente o cualquier incidente. Por ejemplo, si un paciente ha tenido un episodio de agitación durante la noche, no basta con mencionar la agitación; es necesario especificar cuándo se produjo, cómo reaccionó el paciente, qué medidas se tomaron (por ejemplo, sedación o cambio de posición) y cuáles fueron los resultados de estas intervenciones.

Esta precisión permite al equipo que toma el relevo tener una visión completa y detallada de la situación y tomar decisiones con conocimiento de causa. Del mismo modo, **la coherencia en la transmisión** es crucial: el asistente debe asegurarse de que la información transmitida es coherente con las observaciones reales y los datos objetivos. Cualquier omisión o error en la transmisión puede dar lugar a malentendidos o complicaciones para el paciente.

La elaboración rigurosa de informes también implica el cumplimiento estricto de los **protocolos de documentación**. Los datos y las observaciones deben registrarse de forma clara y ordenada en los expedientes de los pacientes. Esta trazabilidad es esencial no sólo para controlar los cambios en el estado de salud del paciente, sino también para que cada miembro del equipo pueda consultar rápidamente la información pertinente. Esto incluye detalles como los cuidados higiénicos realizados, los parámetros controlados, los incidentes notificados o las intervenciones llevadas a cabo. En caso de duda sobre la evolución de un paciente, una información rigurosa permite rastrear los datos anteriores y comprender el historial asistencial, lo que facilita la toma de decisiones clínicas.

Además, una comunicación rigurosa no sólo se refiere a los intercambios verbales, sino también a las interacciones **escritas y electrónicas**. Con el creciente uso de sistemas informatizados de gestión de los cuidados, es imperativo que cada observación o intervención se registre con precisión en los expedientes electrónicos. Los cuidadores deben procurar introducir información precisa, evitando abreviaturas ambiguas o términos no normalizados que puedan causar confusión a otros miembros del equipo.

Otro aspecto clave de una información rigurosa es la capacidad de **identificar prioridades** en la información transmitida. Algunas informaciones son más críticas que otras y deben destacarse para garantizar una atención inmediata o adecuada. Por ejemplo, si un paciente ha experimentado un deterioro repentino de la saturación de oxígeno o un cambio en su estado de conciencia, esta información debe comunicarse con carácter prioritario, antes de ocuparse de asuntos más rutinarios como los cuidados higiénicos o la gestión de las comidas. Esta capacidad de priorizar la información contribuye a una mejor gestión de los cuidados y a una mayor capacidad de respuesta ante las emergencias.

       ◦   Cómo tratar a la familia en una situación de crisis o al final de la vida.

Tratar con una familia en **crisis o al final de la vida** es una tarea delicada, cargada de emociones complejas. Es un momento en el que los seres queridos suelen sentirse abrumados por la ansiedad, la tristeza y, a veces, la ira, y la comunicación debe estar marcada por el respeto, la sensibilidad y la compasión. Como miembro clave del equipo asistencial, el auxiliar de enfermería desempeña un papel fundamental en el apoyo a las familias en esos momentos. Saber abordar estas situaciones con amabilidad y tacto es esencial para ofrecer apoyo humano a las familias que experimentan emociones intensas, respetando al mismo tiempo la dignidad del paciente.

En el contexto de una **crisis médica** o de una situación **al final de la vida**, el primer paso para el cuidador es adoptar una actitud de **presencia atenta** y de escucha. Ante la incertidumbre o la noticia de que un ser querido se está muriendo, la familia suele desestabilizarse. Es fundamental no precipitar la conversación. Lo primero es ofrecer una presencia reconfortante, dar tiempo a las familias para que se adapten a la gravedad de la situación y acogerlas en un entorno en el que se sientan apoyadas, comprendidas y respetadas.

El cuidador debe empezar por **presentarse tranquilamente** a la familia, saludarla con empatía y tomarse unos momentos para evaluar su estado emocional. Cada familia reacciona de forma diferente ante una situación de crisis: algunas se muestran silenciosas y retraídas, otras pueden estar en estado de shock, llorar o hacer muchas preguntas, mientras que otras pueden mostrar enfado o frustración. Los cuidadores deben adaptar su enfoque a las reacciones de cada persona, prestando atención a estas señales emocionales.

Cuando se inicia la conversación, es esencial utilizar un **tono de voz suave y tranquilizador**. En una situación de crisis, el más mínimo gesto o palabra puede amplificar o calmar las emociones. Los auxiliares sanitarios deben evitar el uso de términos técnicos o excesivamente médicos, y preferir una comunicación sencilla, respetuosa y accesible. Por ejemplo, pueden explicar que el paciente está siendo atendido con esmero, que el equipo está a su lado en todo momento y que se hace todo lo posible para garantizar su comodidad y dignidad.

Al final de la vida, el cuidador también debe esforzarse por proporcionar apoyo psicológico a los familiares creando un espacio en el que puedan expresar libremente sus emociones. Esto significa no sólo proporcionar información práctica, sino también acoger las lágrimas, la tristeza o la rabia, sin juzgarlas. Es importante ser un **apoyo** silencioso cuando sea necesario, escuchando sin tratar de apresurar la conversación. A veces, el simple hecho de estar al lado de la familia, cogiéndola de la mano u ofreciéndole palabras de consuelo, es suficiente para aliviarla.

Uno de los principales retos a la hora de apoyar a las familias al final de la vida es **gestionar las expectativas y preguntas** que puedan tener sobre la evolución del paciente. A menudo en busca de respuestas o soluciones, los familiares pueden expresar preguntas apremiantes sobre la salud del paciente, la eficacia del tratamiento o las decisiones médicas futuras. En esos momentos, el auxiliar de enfermería debe demostrar una gran claridad y honestidad, respetando al mismo tiempo los límites de su función. Pueden explicar que los aspectos médicos específicos son competencia del médico, pero también pueden tranquilizar a las familias diciéndoles que el paciente está en buenas manos, que se están poniendo en marcha cuidados paliativos para aliviar el dolor y que el equipo está haciendo todo lo posible para garantizar la comodidad del paciente.

Al mismo tiempo, es importante que el cuidador **ofrezca apoyo** en cuestiones relacionadas con el final de la vida, como el acceso a cuidados paliativos o la creación de un espacio privado para que la familia pueda despedirse de su ser querido. Esto puede incluir cosas sencillas como ajustar la iluminación de la habitación,

145

garantizar un entorno tranquilo y asegurarse de que las familias tienen todo lo que necesitan para pasar tiempo con el paciente. Este apoyo práctico permite a las familias concentrarse en su ser querido, sabiendo que los aspectos materiales y logísticos están cubiertos.

La discreción y la respetabilidad también son esenciales en los momentos críticos del final de la vida. Deben tener cuidado de respetar la intimidad de pacientes y familiares, ofreciendo momentos de soledad cuando sea necesario, pero permaneciendo disponibles en todo momento para responder a las necesidades inmediatas o a las preguntas de los seres queridos. Los cuidadores también deben tener cuidado de respetar los rituales y creencias de las familias, ya sean religiosos o culturales, y facilitar su aplicación siempre que sea posible.

Ante **reacciones emocionales intensas**, como la ira o la frustración, el cuidador debe adoptar una actitud de **paciencia y comprensión**. El enfado de los familiares puede dirigirse contra el equipo asistencial, contra la injusticia de la situación o contra ellos mismos. Es importante no reaccionar a la defensiva, sino escuchar este enfado como una expresión de dolor y miedo. En esos momentos, el cuidador puede ofrecer palabras tranquilizadoras, recordarles que cada miembro del equipo está haciendo todo lo posible por aliviar al paciente y dirigir a los familiares a un médico para que les dé explicaciones médicas más detalladas, si es necesario.

Por último, el cuidador debe procurar **adaptarse al ritmo emocional de** cada familia. Algunas familias necesitarán más tiempo para asimilar la situación, otras querrán información inmediata y otras preferirán guardar silencio. Respetar este ritmo, sin imponer una conversación o una decisión, es esencial para preservar la dignidad de las familias y permitirles vivir este momento a su manera.

○ Estrategias para mantener una actitud empática y respetuosa.

Mantener una **actitud empática y respetuosa** en el entorno hospitalario, especialmente en cuidados intensivos, es esencial para proporcionar una atención de calidad tanto a nivel técnico como humano. El auxiliar de enfermería, que se enfrenta a diario a situaciones emocional y físicamente exigentes, debe ser capaz de navegar entre las demandas de su papel profesional y las necesidades psicológicas de los pacientes y sus familias. Para lograrlo, hay **una serie de estrategias** que pueden utilizarse para mantener esta actitud empática y respetuosa a lo largo del día, incluso en las situaciones más difíciles.

Una de las primeras estrategias para mantener la empatía **es permanecer presente y atento** a la persona que se está cuidando. En cuidados intensivos, el ritmo puede ser muy rápido y puede resultar tentador centrarse únicamente en las tareas técnicas o los protocolos médicos que hay que seguir. Sin embargo, para mantener una actitud empática, es esencial ver al paciente no simplemente como un caso clínico o un conjunto de síntomas, sino como una persona en sí misma, con sus propios miedos, dolores y necesidades. Esto significa dedicar unos momentos, aunque sean breves, a mirar al paciente, escuchar atentamente lo que tiene que decir y responder sinceramente a sus preocupaciones. Por ejemplo, antes de realizar un tratamiento, puede ser beneficioso dedicar un momento a explicar lo que se va a hacer, en un lenguaje sencillo y tranquilizador, al tiempo que se da al paciente la oportunidad de hacer preguntas o expresar sus preocupaciones.

Otra estrategia consiste en **cultivar la escucha activa**, no sólo con los pacientes, sino también con sus familiares. Escuchar activamente significa estar totalmente disponible en el momento, prestando atención no sólo a las palabras, sino también a las emociones y los gestos. Escuchando atentamente, los cuidadores pueden comprender mejor las necesidades reales de los pacientes y sus familias, lo que les permite responder de forma más adecuada y respetuosa. Esto significa no interrumpir, reformular si es necesario para asegurarse de haber entendido y validar las emociones expresadas, ya sean de dolor, preocupación o tristeza. Una simple frase como "entiendo que estés preocupado, es normal en esta situación" puede reconfortar mucho y reforzar el vínculo de confianza entre el paciente, la familia y el cuidador.

La empatía también significa **reconocer y aceptar las emociones** de los pacientes sin minimizarlas ni juzgarlas. En cuidados intensivos, los pacientes y sus familias pueden expresar emociones intensas como miedo, ira o frustración. Aunque a veces estas emociones puedan parecer desproporcionadas en relación con la situación clínica, siempre son legítimas en la experiencia del paciente. Los cuidadores deben ser capaces de aceptar estas emociones con compasión, sin dejarse llevar ni sentirse atacados personalmente. Por ejemplo, si un paciente expresa enfado o ansiedad por su estado, es crucial no reaccionar minimizando sus sentimientos o dando respuestas demasiado técnicas, sino validar esa emoción diciendo: "Veo que esta situación es muy difícil para ti, y estoy aquí para apoyarte".

Para mantener una actitud empática a largo plazo, también es importante **practicar la regulación emocional**. Trabajar en cuidados intensivos expone a los cuidadores a una importante carga emocional. A menudo se enfrentan al sufrimiento, la muerte o situaciones estresantes que pueden afectar a su propio bienestar emocional. Para evitar que esta carga afecte a su capacidad de mantener la empatía, los auxiliares de cuidados deben cuidar de sí mismos. Esto significa tomarse descansos regulares para recargar las pilas, hablar con los compañeros para compartir las dificultades que están experimentando y, en algunos casos, acceder a apoyo psicológico si es necesario. Al cuidar de su propio bienestar mental, los cuidadores son más capaces de mantener una actitud empática y respetuosa hacia sus pacientes.

Otra clave para mantener una actitud empática es **adaptar el enfoque** a cada paciente. Cada persona es única y reacciona de forma diferente ante la enfermedad o el sufrimiento. A algunos pacientes les apetece interactuar y hablar de sus preocupaciones, mientras que otros prefieren permanecer callados y reservados. Los cuidadores deben ajustar su enfoque a la personalidad del paciente, respetando su necesidad de hablar o, por el contrario, su necesidad de soledad. Prestar atención a estas señales significa tratar a cada paciente con la consideración que merece, respetando sus ritmos emocionales y sus preferencias personales.

El respeto de la dignidad del paciente es otra dimensión fundamental de la empatía. No se trata sólo de satisfacer las necesidades físicas del paciente, sino también de proteger su intimidad y respetar sus preferencias. Por ejemplo, durante los cuidados de higiene o los procedimientos más técnicos, el asistente debe asegurarse de que el paciente esté lo más cubierto posible, explicarle lo que se va a hacer y tranquilizarle sobre el progreso de los cuidados. Cada gesto debe ser respetuoso con la integridad de la persona, sin ser nunca precipitado o negligente, incluso en los momentos de mayor carga de trabajo.

Por último, mantener una actitud empática y respetuosa significa **reconocer los propios límites**. Es importante comprender que, aunque estén cerca de los pacientes, los auxiliares asistenciales no tienen todas las respuestas y no están ahí para resolver todos los problemas. Aceptar tus límites te permite abordar cada situación con cierta humildad, sabiendo que a veces lo mejor es escuchar, apoyar o transmitir información a los miembros del equipo que están en mejores condiciones de responder a las necesidades médicas o psicológicas del paciente. Este reconocimiento de las limitaciones personales y profesionales nos permite centrarnos en lo esencial: ofrecer una presencia compasiva y humana, sin dejarnos abrumar por expectativas poco realistas.

○ Gestión de problemas complejos e incertidumbre médica.

La gestión de problemas complejos y de la incertidumbre médica es una parte delicada del trabajo en cuidados intensivos, tanto para los profesionales sanitarios como para las familias de los pacientes. La incertidumbre forma parte integrante de la gestión de situaciones médicas graves, en las que la evolución del estado de salud del paciente puede ser imprevisible. Ante esta situación, las familias, a menudo ansiosas y en busca de respuestas precisas, formulan preguntas complejas sobre el futuro, los tratamientos y los pronósticos. Aunque no son directamente responsables de hacer diagnósticos o predecir la evolución médica, los asistentes sanitarios desempeñan un papel esencial en el apoyo a los familiares y la gestión de esta incertidumbre. Su capacidad para escuchar, transmitir información clara y mantener la empatía es crucial para disipar las preocupaciones, respetando al mismo tiempo los límites de su función.

El primer paso para abordar **preguntas complejas** es reconocer que estas preguntas expresan ante todo una **necesidad de tranquilidad y seguridad**. Cuando una familia pregunta, por ejemplo, si el paciente se recuperará, cuándo recibirá el alta hospitalaria o si un tratamiento concreto funcionará, estas preguntas suelen reflejar un miedo subyacente a lo desconocido y a la incertidumbre. En esos momentos, el cuidador debe ser **compasivo** y escuchar activamente. Es importante dejar que la familia exprese sus preocupaciones sin tratar de restarles importancia. El objetivo es demostrar que todas las preguntas son legítimas y se tendrán en cuenta, aunque no se disponga inmediatamente de todas las respuestas.

Al responder a estas **preguntas complejas**, los auxiliares asistenciales también deben recordar que su función es ofrecer información práctica y concreta, **respetando los límites de sus competencias**. Por ejemplo, si una familia pregunta si un paciente se recuperará totalmente o cuánto tiempo tardará, es esencial no hacer promesas ni especular sobre hechos médicos inciertos. El cuidador puede explicar que es difícil predecir el curso exacto de una enfermedad, pero que cualquier cuidado que se preste tiene como objetivo estabilizar y mejorar al paciente. También puede remitir a la familia al médico, que es quien mejor puede explicar tratamientos o pronósticos.

En algunos casos, es útil ofrecer una **explicación sencilla** del proceso médico en curso, sin entrar en complejos detalles técnicos. Por ejemplo, el cuidador puede explicar que el paciente está bajo vigilancia constante, que las constantes vitales se controlan con regularidad y que el equipo médico va ajustando los tratamientos en función de los progresos. De este modo se abordan algunas de las preocupaciones de la familia, al tiempo que se mantiene un marco de transparencia y claridad. El objetivo es ofrecer orientación en un entorno que a menudo los familiares consideran que provoca ansiedad, sin dejar de ser honestos sobre el hecho de que la incertidumbre forma parte del proceso de atención en cuidados intensivos.

La comunicación honesta es esencial cuando el cuidador se enfrenta a preguntas para las que no hay respuestas inmediatas o cuando prevalece la incertidumbre médica. Es perfectamente apropiado decir: "No estoy en condiciones de darle esa respuesta en este momento, pero le pondré en contacto con el médico que podrá darle información más precisa". Esta transparencia suele ser bien acogida por las familias, que prefieren una respuesta sincera a una información imprecisa o ambigua. Al dirigir a las familias a la persona adecuada, los auxiliares asistenciales demuestran que escuchan sus preocupaciones, respetando al mismo tiempo las funciones de cada miembro del equipo asistencial.

El cuidador también puede desempeñar un papel clave en la gestión de **la ansiedad asociada a la incertidumbre**, que a menudo se ve exacerbada por la espera de información médica. Los familiares pueden sentirse impotentes o frustrados cuando no reciben noticias inmediatas sobre el estado del paciente. En esos momentos, el cuidador debe mostrar **paciencia y apoyo moral**, explicando que el equipo médico está haciendo todo lo posible por seguir de cerca al paciente y que ciertas decisiones o acontecimientos llevan su tiempo. Esto puede implicar asegurar a las familias que la ausencia de noticias inmediatas no significa necesariamente malas noticias, sino que el proceso médico sigue su curso.

Gestionar la incertidumbre también significa **crear un clima de confianza** entre el cuidador y la familia. Esto implica gestos sencillos pero importantes, como dedicar tiempo a explicar cada cuidado o intervención, estar disponible para responder a preguntas prácticas sobre los cuidados cotidianos y ofrecer una presencia tranquilizadora. El cuidador debe procurar no dar falsas seguridades, sino ofrecer un apoyo estable y constante en un momento en que la familia puede sentirse desorientada. Esto ayuda a crear un clima de confianza, en el que los seres queridos se sienten apoyados, incluso cuando se enfrentan a la incertidumbre.

Otro aspecto importante es **reconocer las emociones que** subyacen a las preguntas complejas. El miedo a lo desconocido, la ansiedad por perder a un ser querido o la impotencia ante una situación médica que escapa al propio control son sentimientos legítimos. Los cuidadores pueden ayudar a las familias a expresar estas emociones escuchando atentamente y validando sus sentimientos. Decir simplemente "entiendo que esta situación es muy difícil para usted" puede ayudar a las familias a sentirse comprendidas y apoyadas. Este tipo de comunicación empática ayuda a aligerar parte de la carga emocional asociada a la incertidumbre médica.

Por último, para **gestionar mejor la incertidumbre**, los auxiliares de cuidados también deben asegurarse de **consultar periódicamente** a los médicos o enfermeros sobre la evolución de la situación del paciente, de modo que puedan transmitir la información más actualizada posible. Al mantenerse al día, pueden responder mejor a las preguntas de las familias y tranquilizarlas asegurándoles que el paciente es objeto de un estrecho seguimiento.

Comunicación no verbal con el paciente inconsciente

- ○ La importancia del abordaje, incluso en pacientes inconscientes.

La importancia del enfoque, incluso para los pacientes inconscientes, no puede subestimarse en cuidados intensivos. Es tentador pensar que, como el paciente no puede responder, hay menos necesidad de ser delicado o de seguir los mismos protocolos de comunicación que con los pacientes conscientes. Sin embargo, un enfoque respetuoso, empático y riguroso sigue siendo esencial por varias razones. En primer lugar, ayuda a mantener la **dignidad** del paciente, sea cual sea su nivel de consciencia. En segundo lugar, hay pruebas de que algunos pacientes inconscientes pueden percibir estímulos auditivos o táctiles, lo que hace que la actitud del cuidador sea un elemento crucial en su atención. Por último, este enfoque profesional, incluso en ausencia de respuesta por parte del paciente, fomenta **la cohesión del equipo** y un entorno asistencial respetuoso.

Ante todo, el abordaje de los pacientes inconscientes debe guiarse por el **respeto a la dignidad humana**. Toda persona, consciente o no, merece ser tratada con cuidado, sensibilidad y consideración. En cuidados intensivos, los pacientes a menudo se ven sumidos en estados de inconsciencia como consecuencia de una sedación, un traumatismo grave o una enfermedad aguda, pero siguen siendo personas por derecho propio. El auxiliar de enfermería, al igual que los demás miembros del equipo asistencial, debe tener siempre presente que estos pacientes no son simples cuerpos inmóviles, sino personas que merecen ser tratadas con tanto respeto como si estuvieran conscientes y fueran capaces de reaccionar.

Esto se traduce en gestos sencillos pero importantes. Por ejemplo, antes de realizar un tratamiento, es esencial explicar lo que se va a hacer, aunque el paciente no pueda oír o responder. Decir "voy a cambiarle de posición para que esté más cómodo" o "voy a tomarle las constantes vitales" ayuda a mantener un enfoque respetuoso. Incluso si la persona inconsciente no responde, este hábito ayuda a crear un marco en el que el cuidador permanece atento a la otra persona como individuo, y no simplemente como un caso médico. Esta forma de actuar es también una manera de reforzar los **lazos de humanidad** en el cuidado, y de preservar la ética que sitúa a la persona en el centro, independientemente de su estado de consciencia.

En segundo lugar, es importante tener en cuenta que **algunos pacientes inconscientes** aún pueden percibir estímulos, aunque no puedan manifestarlo físicamente. Los estudios demuestran que los pacientes en estado de inconsciencia, incluso profunda, pueden registrar sonidos, voces o sentir el contacto físico. Esto significa que la forma en que se les atiende -el tono de voz empleado, los gestos realizados- puede repercutir en su comodidad o bienestar. Por ejemplo, hablar a un paciente con suavidad y calma puede tener un efecto tranquilizador, aunque no reaccione visiblemente. Del mismo modo, evitar los ruidos bruscos, tocar al paciente con cuidado y procurar no hacer gestos innecesarios o agresivos puede ayudar a mantener cierto grado de tranquilidad en torno al paciente.

Estas interacciones sutiles refuerzan la idea de que el enfoque debe seguir siendo **empático**, incluso en ausencia de retroalimentación inmediata. El simple hecho de coger a un paciente de la mano durante los cuidados, asegurarse de que sus extremidades no están demasiado comprimidas o ajustar almohadas y sábanas para evitar puntos de presión son algunos de los gestos que demuestran una empatía silenciosa pero esencial. Estos gestos crean un entorno asistencial más humano, en el que se atiende al paciente como un todo, y no sólo mediante la monitorización de parámetros vitales o tratamientos médicos.

El respeto a la intimidad también es crucial cuando se trata de pacientes inconscientes. Estos pacientes, que a menudo están inmovilizados y bajo cuidados médicos, se encuentran en situaciones extremadamente vulnerables. Dependen de sus cuidadores para sus necesidades más básicas: higiene, nutrición y cuidados de confort. Por ello, todos los cuidados deben llevarse a cabo con el máximo respeto por su cuerpo y su intimidad. Cuando se cambia, lava o reajusta a un paciente, es esencial proteger al máximo su intimidad, cubriendo las partes no afectadas por los cuidados y explicando en cada momento lo que se está haciendo.

Este respeto de la intimidad, incluso en ausencia de conciencia aparente, demuestra que siempre se considera al paciente como una persona por derecho propio, y no simplemente como un objeto de cuidados.

Un enfoque respetuoso y empático con los pacientes inconscientes no sólo beneficia al propio paciente, sino que también **repercute positivamente en el equipo asistencial**. Actuando de forma afectuosa, manteniendo un entorno tranquilo y adoptando una actitud respetuosa, el auxiliar de cuidados contribuye a reforzar un clima de trabajo propicio para una asistencia de calidad. Cada cuidador, ya sea médico, enfermero o auxiliar, contribuye a crear un ambiente de trabajo basado en el respeto y la empatía. Estas cualidades son contagiosas y se transmiten de un profesional a otro, creando una dinámica asistencial positiva en la que cada miembro del equipo vela por mantener los más altos niveles éticos y humanos, incluso en las situaciones más complejas.

Y lo que es más, este enfoque empático y respetuoso **tiene un impacto significativo en las familias** de los pacientes. Los familiares, a menudo angustiados al ver a un ser querido inconsciente y conectado a máquinas, encuentran consuelo en la actitud de los cuidadores. Ver que sus padres, hermanos o cónyuges son tratados con dignidad, aunque no puedan reaccionar, ayuda a disipar algunos de sus temores. Al explicar lo que están haciendo y tranquilizar a la familia sobre la comodidad y el bienestar del paciente, los auxiliares sanitarios desempeñan un papel fundamental en el apoyo a las familias. Este apoyo ayuda a mantener un vínculo humano tranquilizador en un momento en que los seres queridos pueden sentirse impotentes o desconectados de su ser querido.

Por último, cuando se trata de pacientes inconscientes, es importante **permanecer atentos** a los cambios en su estado. Los cuidadores, que a menudo están en contacto directo y regular con el paciente, deben estar atentos a los signos sutiles de cambio: un cambio de temperatura, un ligero movimiento, un cambio en la respiración o en las expresiones faciales. Aunque estén inconscientes, estos pacientes pueden mostrar signos de mejoría o deterioro, y el cuidador, permaneciendo atento, puede desempeñar un papel clave en la detección precoz de estos cambios, lo que permite una intervención rápida y adecuada.

○ Gestos y actitud a adoptar a la cabecera del paciente de cuidados intensivos.

Las acciones y la actitud que hay que adoptar a la cabecera de un paciente en cuidados intensivos son de crucial importancia. En cuidados intensivos, los pacientes se encuentran a menudo en situaciones críticas que requieren una vigilancia constante y cuidados especializados. Tanto si el paciente está consciente como inconsciente, cada gesto, cada palabra y cada interacción repercuten, no sólo en su bienestar físico, sino también en su bienestar psicológico. El auxiliar de enfermería desempeña un papel fundamental en este contexto, tanto prestando cuidados como velando por que el entorno se mantenga tranquilo, humano y respetuoso. Su actitud debe estar marcada por la profesionalidad, la empatía y la delicadeza, cumpliendo al mismo tiempo los exigentes protocolos de atención específicos de este departamento.

El primer aspecto esencial del trato con el paciente en cuidados intensivos es **el respeto por el silencio y la calma**. La reanimación suele ser un entorno lleno de máquinas, monitores que pitan constantemente y cuidados técnicos que pueden resultar invasivos y estresantes para el paciente. Aunque el paciente esté inconsciente, reducir los ruidos innecesarios y los movimientos bruscos ayuda a mantener un ambiente tranquilo. Hablando en voz baja, explicando con calma cada gesto y evitando los movimientos bruscos, el asistente sanitario crea una atmósfera propicia para la recuperación. Cada procedimiento debe realizarse con suavidad, procurando minimizar el estrés ambiental del paciente.

En segundo lugar, la actitud de **respeto y cuidado** hacia el paciente es esencial. Incluso en cuidados intensivos, es crucial ver al paciente como una persona por derecho propio, y no sólo como un conjunto de constantes vitales que hay que controlar. Tanto si el paciente está consciente como si no, el asistente sanitario debe explicarle cada procedimiento que vaya a realizar. Por ejemplo, antes de movilizar a un paciente para evitar las escaras, es importante explicarle lo que se va a hacer: "Voy a girarte suavemente para que estés más cómodo". Esta actitud respetuosa ayuda a mantener un enfoque humano de los cuidados, al tiempo que tranquiliza al paciente sobre el procedimiento.

Los procedimientos técnicos, como la monitorización de parámetros vitales, el reposicionamiento del paciente o el manejo de dispositivos médicos, deben realizarse con gran cuidado. El auxiliar de cuidados intensivos suele ser responsable de prevenir las complicaciones asociadas a la inmovilización, como escaras o infecciones. Para ello, debe cambiar regularmente la posición del paciente, siguiendo protocolos estrictos para evitar puntos de presión prolongados. Durante la movilización, cada movimiento debe ser preciso y realizarse con cuidado para evitar cualquier riesgo de traumatismo o dolor, incluso en un paciente inconsciente.

El cuidado del cuerpo del paciente de cuidados intensivos es otro aspecto esencial del trato a pie de cama. El auxiliar de enfermería debe garantizar la higiene regular del paciente, tanto para su comodidad como para prevenir infecciones. El cuidado personal en la unidad de cuidados intensivos incluye la limpieza diaria, el cuidado de las mucosas y el mantenimiento de dispositivos invasivos como los catéteres. La atención prestada a la higiene corporal nunca debe verse como una simple tarea técnica, sino como un gesto marcado por el respeto a la dignidad del paciente, teniendo en cuenta su fragilidad.

Una actitud **empática** también es esencial junto a la cama de un paciente en cuidados intensivos. Tanto si el paciente está consciente como inconsciente, el asistente sanitario debe permanecer atento a sus necesidades, que a veces no se verbalizan. Los signos de malestar o dolor, como un cambio en las constantes vitales, una respiración irregular o ligeros movimientos, deben detectarse y tenerse en cuenta. En pacientes conscientes, el simple hecho de permanecer presente, cogerle de la mano o hablarle suavemente puede tener un impacto positivo en su estado emocional, proporcionándole una sensación de confort y seguridad. En el caso de un paciente intubado que no puede expresarse verbalmente, es esencial prestar especial atención a los signos no verbales de malestar o dolor y actuar en consecuencia.

Además de los gestos técnicos y la empatía, el asistente de cuidados intensivos también debe velar **por proteger la intimidad** del paciente. Incluso en situaciones en las que la exposición del cuerpo es necesaria para los cuidados, como en el aseo o el manejo de catéteres, es importante cubrir lo más posible las partes del cuerpo que no estén implicadas, para preservar el pudor del paciente. Este respeto por la intimidad ayuda a mantener un vínculo de confianza, incluso con un paciente inconsciente, y a proteger su dignidad.

El auxiliar de enfermería también debe desempeñar un papel en la **comunicación** con la familia, sobre todo en un departamento tan exigente como el de cuidados intensivos. Las familias, a menudo angustiadas por la gravedad de la situación, necesitan ser informadas con suavidad y claridad. Aunque el auxiliar de enfermería no tiene la función de proporcionar información médica detallada, puede explicar determinados procedimientos o cuidados, responder a preguntas prácticas y ofrecer palabras de consuelo. Este apoyo emocional a las familias forma parte integrante de la actitud a adoptar, creando un entorno en el que los familiares se sientan escuchados y tranquilos sobre la calidad de los cuidados dispensados a su pariente.

Por último, junto a la cama de un paciente en cuidados intensivos, el auxiliar de enfermería debe **estar constantemente alerta**. Los pacientes de estos departamentos suelen ser inestables y su estado puede deteriorarse rápidamente. Gracias a su contacto estrecho y regular con el paciente, los auxiliares de cuidados suelen ser los primeros en detectar los primeros signos de complicaciones. Un cambio en la tensión arterial, un descenso de la saturación de oxígeno o un cambio en el comportamiento del paciente deben comunicarse inmediatamente al equipo médico o de enfermería. Esta vigilancia garantiza que el tratamiento sea reactivo y adecuado, evitando así complicaciones graves.

Capítulo 6

Seguridad en cuidados intensivos

Prevención de infecciones

○ Precauciones estándar y específicas: protegerse a sí mismo y a sus pacientes.

Las precauciones estándar y específicas constituyen la base de las medidas de prevención de infecciones en los hospitales, y son especialmente cruciales en cuidados intensivos, donde los pacientes suelen estar inmunodeprimidos, ser frágiles y estar expuestos a un mayor riesgo de infecciones nosocomiales. El objetivo de estas precauciones es doble: **proteger a los pacientes** contra la transmisión de gérmenes e infecciones, y también **proteger al personal sanitario**, que trabaja en contacto con patógenos potencialmente peligrosos. Por su papel en estrecho contacto con los pacientes, los auxiliares sanitarios deben cumplir estos rigurosos protocolos en todo momento, garantizando así un entorno seguro para todos.

Las precauciones estándar, también conocidas como precauciones universales, son medidas que se aplican sistemáticamente a todos los pacientes, sea cual sea su patología. Se basan en el principio de que todo paciente, todo fluido biológico y toda superficie pueden estar potencialmente contaminados por microorganismos, ya sean virus, bacterias u hongos. El cumplimiento estricto de estas medidas es esencial para limitar la transmisión cruzada entre pacientes y la contaminación del personal de enfermería.

Uno de los elementos clave de estas precauciones estándar **es la higiene de las manos**, que es la forma más sencilla y eficaz de prevenir la transmisión de infecciones. Los asistentes sanitarios deben lavarse las manos sistemáticamente antes y después de cualquier contacto con un paciente, antes de realizar un procedimiento invasivo (como la inserción de un catéter o el manejo de un catéter), después de tocar material potencialmente contaminado y después de cualquier contacto con fluidos corporales. Las manos pueden lavarse con agua y jabón o, en la mayoría de los casos, con una solución hidroalcohólica, procurando que la fricción dure al menos 30 segundos para una eficacia óptima. Esto debe convertirse en una rutina irreprochable para reducir el riesgo de transmisión de patógenos entre cuidadores y pacientes.

El **equipo de protección individual (EPI)** también forma parte de las precauciones estándar. Esto implica el uso de guantes, mascarillas, gafas y batas cuando sea necesario, en función de los procedimientos que se vayan a realizar y del riesgo de contacto con fluidos corporales. Los cuidadores deben tener cuidado de ponerse estos elementos de protección en el momento adecuado y de quitárselos siguiendo los procedimientos apropiados para evitar cualquier contaminación cruzada. Por ejemplo, los guantes deben usarse durante los cuidados que impliquen contacto directo con mucosas, heridas o fluidos corporales, pero nunca deben utilizarse como sustituto del lavado de manos. Debe prestarse especial atención al orden en que se retira el equipo, sobre todo después de atender a pacientes con infecciones transmisibles, a fin de minimizar el riesgo de propagación de gérmenes.

Además de estas medidas universales, también hay **precauciones específicas** que se aplican en situaciones particulares, dependiendo del tipo de infección o patógeno que padezca el paciente. Estas precauciones se establecen para evitar la propagación de infecciones altamente transmisibles, ya sea por contacto directo, por gotitas respiratorias o por el aire. A menudo implican medidas de **aislamiento** para los pacientes infectados, así como protocolos adicionales para el personal sanitario.

En el caso de las precauciones de **contacto**, por ejemplo cuando el paciente es portador de gérmenes multirresistentes (como el Staphylococcus aureus resistente a la meticilina - SARM), el personal asistencial debe asegurarse de que lleva guantes y batas de un solo uso en cuanto entra en la habitación. Después de salir de la habitación, deben quitarse el EPI y desecharlo adecuadamente para evitar la contaminación de las superficies externas. Los equipos médicos utilizados para el paciente (como termómetros o tensiómetros) deben dedicarse exclusivamente a ese paciente o desinfectarse rigurosamente después de cada uso.

El auxiliar de cuidados también debe asegurarse de que los **movimientos** del paciente dentro de la unidad sean limitados para reducir el riesgo de transmisión de la infección a otros pacientes.

En cambio, las precauciones **contra las gotitas** se refieren a las infecciones transmitidas por secreciones respiratorias, como la gripe o ciertos tipos de neumonía. En estos casos, es necesario llevar una mascarilla quirúrgica cada vez que se esté a menos de un metro del paciente, para evitar la inhalación de partículas respiratorias potencialmente contaminadas. Los asistentes sanitarios también deben animar al paciente a llevar mascarilla, sobre todo cuando viaje, para limitar la propagación de gotitas en el aire ambiente.

Las precauciones **aerotransportadas** se refieren a infecciones muy contagiosas en las que las partículas víricas o bacterianas permanecen en el aire, como la tuberculosis o el sarampión. En este caso, es esencial que el personal de enfermería lleve una mascarilla FFP2, y el paciente debe colocarse en una cámara de presión negativa, de modo que el aire potencialmente contaminado se filtre y evacue fuera del hospital. Los cuidadores deben asegurarse de que estas medidas se cumplen escrupulosamente, ya que una simple negligencia puede exponer al personal o a otros pacientes a agentes infecciosos peligrosos.

Es importante subrayar que el cumplimiento de las precauciones específicas nunca debe tomarse a la ligera, ya que las infecciones nosocomiales, a veces graves, pueden propagarse muy rápidamente en un entorno tan delicado como el de los cuidados intensivos. Al aplicar estas precauciones, los asistentes sanitarios no sólo protegen a los pacientes vulnerables, sino también a sí mismos y a sus colegas de los riesgos infecciosos. Este estricto cumplimiento de los protocolos contribuye a crear un entorno asistencial más seguro y limita la propagación de infecciones dentro del hospital.

Por último, **la formación continua** del personal asistencial es esencial para garantizar que todos los cuidadores estén al día de las últimas recomendaciones en materia de prevención de infecciones. Los protocolos se actualizan periódicamente para tener en cuenta los nuevos datos epidemiológicos y los patógenos emergentes. Al participar en cursos de formación, talleres o sesiones de actualización sobre precauciones estándar y específicas, los auxiliares de cuidados pueden garantizar que aplican las buenas prácticas en todo momento, y permanecer atentos ante la evolución de los riesgos infecciosos.

○ La higiene de las manos: un factor clave en la prevención de las infecciones hospitalarias.

La higiene de las manos es fundamental para prevenir **las infecciones** hospitalarias, que afectan a pacientes ya de por sí vulnerables. En el entorno hospitalario, y en particular en salas críticas como las de cuidados intensivos, lavarse las manos es la forma más sencilla y eficaz de prevenir la transmisión de microorganismos. Ya sean bacterias, virus u hongos, muchos patógenos pueden transferirse de un paciente a otro, o del entorno al paciente, a través de las manos del personal sanitario. Respetar las estrictas normas de higiene de las manos es, por tanto, esencial para todos los profesionales sanitarios, y los auxiliares asistenciales, que están en contacto directo y frecuente con los pacientes, se encuentran en primera línea de esta lucha.

Las infecciones hospitalarias, también conocidas como infecciones relacionadas con la asistencia sanitaria (HAI, por sus siglas en inglés), son una de las principales preocupaciones de los hospitales. Pueden causar graves complicaciones a los pacientes, prolongar su estancia en el hospital y, en los casos más graves, provocar desenlaces mortales. Los pacientes hospitalizados, sobre todo los de cuidados intensivos, suelen estar inmunodeprimidos o bajo asistencia médica (ventilación, catéteres), lo que aumenta su susceptibilidad a las infecciones. Los patógenos pueden propagarse fácilmente en un entorno en el que hay múltiples contactos, ya sea a través de los cuidados, la manipulación de equipos médicos o el contacto directo entre el personal y los pacientes.

Por tanto, **lavarse las manos** es una medida preventiva esencial. Se basa en un principio sencillo: eliminar los gérmenes que puedan estar presentes en la piel para reducir el riesgo de transmisión. Debe realizarse antes y después de cada contacto con un paciente, después de tocar material contaminado, antes de cualquier procedimiento invasivo (colocación de un catéter, por ejemplo) y después de cualquier contacto con fluidos corporales. La aplicación regular y rigurosa de este procedimiento es esencial para garantizar su eficacia.

Las manos pueden lavarse principalmente de dos formas: con agua y jabón o con una **solución hidroalcohólica**. Una de las grandes ventajas de utilizar soluciones hidroalcohólicas es su practicidad y rapidez de uso. En sólo unos segundos, frotarse las manos con esta solución desinfecta eficazmente la piel, eliminando la mayoría de los agentes patógenos. Este método de higiene está especialmente recomendado en las situaciones hospitalarias más comunes, siempre que las manos no estén visiblemente sucias. Cuando las manos están sucias o tras el contacto con material biológico (sangre, heces, etc.), es necesario lavarse con agua y jabón para eliminar tanto la suciedad visible como los gérmenes.

La higiene de las manos se basa en una **técnica precisa**. No se trata simplemente de frotarse las palmas rápidamente, sino de adoptar un método riguroso para llegar a todas las superficies de la mano, incluso entre los dedos, debajo de las uñas y en las muñecas. El proceso de frotado debe durar al menos 30 segundos con una solución hidroalcohólica, y entre 40 y 60 segundos con agua y jabón. En caso de lavado con agua, las manos deben secarse con una toalla de un solo uso para evitar la recontaminación. Estos meticulosos pasos son cruciales para garantizar una higiene óptima y evitar que los gérmenes permanezcan en la piel.

Como cuidadores en contacto directo con los pacientes, los auxiliares de enfermería desempeñan un papel clave en la aplicación rigurosa de esta medida preventiva. A diario, a menudo se les pide que toquen a los pacientes, manipulen dispositivos médicos, proporcionen cuidados higiénicos o ayuden con procedimientos técnicos. Cada acción debe ir precedida y seguida de un lavado de manos para evitar contaminar al paciente o el entorno hospitalario. Por ejemplo, antes de cambiar de posición a un paciente, administrarle cuidados o tocar un catéter, el asistente sanitario debe asegurarse de que sus manos están completamente desinfectadas. Del mismo modo, después de cada tratamiento, debe lavarse las manos de nuevo para evitar transferir gérmenes a otro paciente o al equipo médico.

También es importante recordar que la higiene de las manos protege tanto a los pacientes como al propio **personal de enfermería**. Al manipular material médico contaminado o entrar en contacto con fluidos corporales, los cuidadores pueden exponerse a patógenos peligrosos. Por tanto, lavarse las manos ayuda a reducir su propio riesgo de infección, al crear una barrera protectora contra los gérmenes que puedan contraer durante los cuidados. Esta práctica no sólo protege al individuo, sino que también ayuda a limitar la propagación de infecciones dentro del equipo asistencial, reduciendo el riesgo de contaminación en cadena dentro del hospital.

Uno de los grandes puntos fuertes de la higiene de las manos es que forma parte de una **responsabilidad colectiva**. Todos los miembros del equipo sanitario, desde el médico hasta el celador, deben respetar escrupulosamente estas medidas para garantizar la seguridad de todos. También es esencial promover esta práctica entre **los visitantes y familiares**, que pueden introducir patógenos en la unidad asistencial sin darse cuenta. Las campañas de concienciación sobre la higiene de las manos y los dispensadores de solución hidroalcohólica instalados a la entrada de las habitaciones o salas contribuyen a implicar a los familiares de los pacientes en este enfoque de prevención de infecciones.

La higiene de las manos, aunque aparentemente sencilla, es una acción que requiere **una vigilancia constante**. La rutina diaria, el estrés o la sensación de familiaridad con el entorno hospitalario pueden provocar a veces olvidos o gestos menos rigurosos. Por ello, es esencial mantener un **alto** nivel de **concienciación** sobre la importancia de esta práctica. Los protocolos de higiene deben seguirse escrupulosamente, y la autodisciplina, combinada con la formación continua, garantiza que cada cuidador respete las buenas prácticas en todo momento.

- ○ Protocolo para pacientes portadores de enfermedades contagiosas (aislamiento, precauciones adicionales).

Cuando se identifica a un paciente como portador de una **enfermedad contagiosa** en un entorno hospitalario, hay que poner en marcha un **protocolo de aislamiento** y **precauciones adicionales** para proteger a los demás pacientes, al personal sanitario y a los visitantes. En cuidados intensivos, donde los pacientes suelen ser frágiles y más propensos a contraer infecciones, la gestión de estas situaciones debe ser inmediata y rigurosa. El objetivo es limitar la propagación de agentes infecciosos al tiempo que se garantiza una atención óptima al paciente. El auxiliar de enfermería, protagonista de los cuidados cotidianos, desempeña un papel crucial en la aplicación de este protocolo.

Cuando se detecta que un paciente es portador de una enfermedad contagiosa, el primer paso es **aislarlo**. El objetivo del aislamiento es evitar la transmisión de microorganismos a otros pacientes y minimizar el riesgo de contaminación en la sala. Existen varios tipos de aislamiento, en función de cómo se transmita la enfermedad. El tipo de aislamiento elegido depende de las características del agente infeccioso, si se transmite por contacto, por gotitas o por el aire.

El aislamiento por contacto se utiliza para pacientes portadores de gérmenes multirresistentes (como SARM o ERV), o con infecciones cutáneas que pueden transmitirse por contacto directo o indirecto con superficies contaminadas. En estos casos, se coloca al paciente en una habitación individual y se aplican precauciones específicas. El auxiliar asistencial y todos los miembros del equipo asistencial deben ponerse **guantes** y una **bata de un solo uso** antes de entrar en la habitación del paciente. Este equipo de protección debe retirarse antes de salir de la habitación para evitar contaminar otras superficies del hospital. Además, el uso del equipo médico debe limitarse estrictamente al paciente aislado: todo el equipo (estetoscopio, termómetro, brazalete) debe dedicarse al paciente o desinfectarse rigurosamente después de cada uso.

El aislamiento de gotas es necesario para los pacientes con enfermedades infecciosas transmitidas por secreciones respiratorias, como la gripe, la tos ferina o determinadas formas de neumonía. En estos casos, el paciente también debe alojarse en una habitación individual. El personal asistencial debe llevar una **mascarilla quirúrgica**, así como guantes y bata cuando esté cerca del paciente. Antes de entrar en la habitación, el celador debe asegurarse de que la mascarilla está correctamente ajustada para evitar la inhalación de gotitas contaminadas. También es aconsejable limitar al máximo los movimientos del paciente fuera de la habitación. Si el movimiento es necesario, por ejemplo para un examen, el paciente debe llevar una **mascarilla quirúrgica** para evitar dispersar gotitas infecciosas en el aire.

El aislamiento aéreo, utilizado para enfermedades transmitidas por el aire como la tuberculosis, el sarampión o la varicela, exige precauciones aún más estrictas. El paciente se coloca en una cámara de **presión negativa**, un sistema que filtra y evacua el aire contaminado para evitar que se propague por el hospital. El personal de enfermería debe llevar **mascarillas FFP2**, que ofrecen una mayor protección contra las partículas suspendidas en el aire. Además de esta mascarilla, los auxiliares deben observar las demás precauciones habituales (bata, guantes) y velar por que el número de personas que entren en la habitación sea el mínimo posible. En estas situaciones, las puertas de la habitación deben permanecer cerradas en todo momento, y deben colocarse instrucciones claras para informar al personal de las medidas que deben seguirse.

Además del aislamiento y los equipos de protección individual (EPI), **la desinfección del entorno** desempeña un papel esencial en la prevención de la propagación de enfermedades contagiosas. Los auxiliares sanitarios, en colaboración con los equipos de higiene del hospital, deben asegurarse de que todas las superficies y equipos utilizados en la habitación del paciente se desinfectan periódicamente y de acuerdo con los protocolos vigentes. Los tiradores de las puertas, las camas, los monitores y todos los equipos médicos deben limpiarse a fondo después de cada contacto, utilizando productos desinfectantes adecuados para los patógenos en cuestión. Debe prestarse especial atención a las zonas que se tocan con frecuencia, como los interruptores de la luz o los carros de asistencia, para evitar la transmisión por contacto indirecto.

La gestión de residuos también es un componente clave del protocolo para pacientes portadores de enfermedades contagiosas. Los residuos potencialmente contaminados (guantes, mascarillas, material de un solo uso) deben eliminarse en bolsas especiales, que luego se procesan de acuerdo con las normas hospitalarias de gestión de residuos infecciosos. Es imperativo que estos residuos se manipulen con guantes y se transporten directamente a los circuitos de gestión de residuos infecciosos, sin dejarlos en zonas comunes. Esta vigilancia contribuye a evitar que los agentes patógenos circulen más allá de la habitación del paciente.

Otra precaución específica consiste en **limitar las visitas de** familiares. Si se autorizan las visitas, deben estar estrictamente supervisadas: los visitantes deben llevar equipo de protección (guantes, bata, mascarilla) y ser informados de los riesgos potenciales. También deben recibir instrucciones sobre cómo ponerse y quitarse este equipo para evitar la contaminación. En determinadas situaciones, es aconsejable limitar el número de visitantes o prohibirlos temporalmente si la contagiosidad del paciente representa un riesgo demasiado grande.

Junto a estas medidas, la **formación continua del personal** es esencial para garantizar que las precauciones específicas se aplican de forma correcta y sistemática. Los recordatorios periódicos sobre los protocolos de aislamiento y el uso de equipos de protección contribuyen a mantener un alto nivel de vigilancia y eficacia. Los auxiliares asistenciales, al igual que los demás miembros del personal, deben estar informados de las últimas recomendaciones y saber adaptar su práctica a las situaciones clínicas.

Por último, la **comunicación** con los pacientes y sus familiares es un aspecto fundamental del protocolo. Los pacientes aislados pueden sentirse angustiados o estigmatizados por estas medidas, y es importante explicarles las razones del aislamiento y las precauciones adoptadas, para que comprendan que estas medidas tienen por objeto protegerles a ellos, a otros pacientes y al personal sanitario. Del mismo modo, las familias deben ser informadas de forma clara y comprensiva sobre las precauciones que deben observarse, al tiempo que se les tranquiliza sobre la calidad de los cuidados prestados.

Seguridad en la movilización de pacientes

- ○ Técnicas de movilización seguras para pacientes intubados, ventilados o con dispositivos invasivos.

Las técnicas seguras de movilización de pacientes intubados, ventilados o portadores de dispositivos invasivos son de vital importancia en cuidados intensivos. Estos pacientes, que suelen estar gravemente enfermos o en estado crítico, requieren un cuidado especial durante la manipulación y la movilización para evitar complicaciones asociadas a la inmovilidad prolongada, al tiempo que se garantiza la protección de los dispositivos vitales que llevan. El auxiliar de enfermería desempeña un papel crucial en esta movilización, garantizando que se apliquen procedimientos adecuados y seguros para proteger tanto la comodidad del paciente como la integridad del equipo médico.

Los pacientes intubados y ventilados, por ejemplo, deben **moverse** con sumo cuidado. La intubación traqueal es un procedimiento médico invasivo en el que se introduce un tubo en la tráquea para mantener abiertas las vías respiratorias. Este tubo está conectado a un ventilador, que mantiene al paciente respirando. La más mínima manipulación brusca o inadecuada puede provocar el desplazamiento del tubo, daños en las vías respiratorias o complicaciones respiratorias graves. Por ello, antes de realizar cualquier movilización, el asistente sanitario debe asegurarse de que el **tubo endotraqueal** está bien sujeto y de que las conexiones al ventilador son seguras. Esto incluye comprobar las correas alrededor de la cara y el cuello, así como las conexiones al ventilador para evitar desconexiones accidentales.

Al **movilizar a un paciente ventilado**, hay que tomar una serie de precauciones. Si hay que mover al paciente de una posición a otra (por ejemplo, de la espalda al costado), es esencial trabajar en **equipo** con otro cuidador, o incluso con varios en función de la complexión del paciente y de la complejidad de los dispositivos colocados. Se requiere una coordinación cuidadosa para garantizar que el paciente sea trasladado con suavidad, sin tirar del tubo endotraqueal ni de otros dispositivos invasivos. Durante el traslado, un miembro del equipo debe permanecer concentrado en proteger el tubo y las conexiones del respirador, mientras los demás cuidadores manipulan el cuerpo del paciente.

Los cambios de posición regulares son cruciales para prevenir las úlceras por presión y otras complicaciones asociadas a la inmovilidad, pero deben realizarse de forma gradual y controlada. Por ejemplo, al girar al paciente de lado, el cuidador debe asegurarse de que el movimiento sea fluido y de que el cuerpo del paciente esté apoyado en varios puntos (cabeza, tronco, piernas) para evitar una torsión excesiva. También es importante mantener una alineación correcta de la columna vertebral para evitar cualquier molestia o lesión.

Los pacientes ventilados e intubados también pueden llevar **sondas** (urinarias, nasogástricas) o **catéteres** (venosos centrales o arteriales) que requieren un cuidado especial en su manipulación. Estos dispositivos son esenciales para administrar medicación, controlar la hemodinámica y gestionar los fluidos corporales. Cualquier tirón o desconexión accidental puede provocar complicaciones graves, como infecciones o hemorragias. Antes de movilizar a un paciente con este tipo de dispositivos, el asistente sanitario debe asegurarse de que los catéteres están bien sujetos y colocados correctamente, de modo que no queden atrapados ni se produzcan tirones durante el movimiento.

Al **movilizar a un paciente con un catéter venoso central**, por ejemplo, es esencial asegurarse de que el catéter esté bien sujeto para evitar que se salga. Si el catéter está situado en el cuello o la clavícula, como suele ocurrir con los catéteres centrales insertados en la vena yugular o subclavia, debe evitarse cualquier movimiento de la cabeza o los hombros que pueda causar tracción sobre el dispositivo. Debe vigilarse regularmente el lugar de inserción para detectar signos de enrojecimiento, hinchazón o infección, y durante la movilización debe sujetarse el catéter para evitar su desplazamiento.

Los drenajes torácicos, utilizados para evacuar aire o líquido de la cavidad pleural, son otro tipo de dispositivo invasivo que debe vigilarse estrechamente durante la movilización. Estos drenajes suelen ser esenciales para los pacientes que han sido sometidos a cirugía torácica o que tienen una infección o lesión pulmonar. Durante la manipulación, el cuidador debe asegurarse de que el tubo de drenaje permanece en posición inclinada (es decir, siempre por debajo del nivel del tórax) para permitir el drenaje por gravedad y evitar el reflujo de líquido hacia la cavidad pleural. Es fundamental comprobar que el tubo no esté doblado ni tironeado, ya que la obstrucción o el desplazamiento podrían provocar complicaciones respiratorias graves.

La comunicación también es un aspecto esencial de las técnicas de movilización seguras. Cuando un paciente está consciente, es importante informarle de cada etapa del proceso para reducir su ansiedad y fomentar su cooperación. Explicando con calma lo que se va a hacer - "Vamos a ponerle suavemente de lado para que esté más cómodo"-, el cuidador ayuda al paciente a prepararse mentalmente para el movimiento, lo que puede reducir la tensión muscular y facilitar la movilización.

Si el paciente está inconsciente o sedado, **la comunicación con el equipo asistencial** es vital. Cada miembro del equipo debe conocer su función exacta antes de empezar a mover al paciente. Así se garantiza una coordinación fluida y se evitan movimientos bruscos que puedan comprometer la seguridad del paciente o dañar los dispositivos médicos. Una comunicación clara también garantiza que todos los dispositivos estén seguros y que no se haya omitido nada antes de iniciar la movilización.

Por último, después de cada movilización, es crucial **comprobar el estado de los dispositivos** y vigilar al paciente para detectar signos de comodidad o incomodidad. Un tubo de ventilación mal colocado, un catéter desplazado o un drenaje pinzado pueden provocar complicaciones graves. Por consiguiente, el auxiliar de enfermería debe asegurarse siempre de que todo está en orden después de la manipulación, ya sea comprobando que las sondas y catéteres están bien colocados, ajustando las conexiones a los dispositivos de monitorización o asegurándose de que el paciente está en una posición cómoda y segura.

○ Prevención de caídas y accidentes durante las transferencias.

La prevención de caídas y accidentes durante los traslados es un aspecto crucial de la asistencia hospitalaria, sobre todo en el caso de pacientes frágiles como los ingresados en cuidados intensivos. Estos pacientes, a menudo debilitados por su estado de salud, corren más riesgo de perder el equilibrio o sufrir accidentes durante las transferencias, ya sea de la cama a una silla, de la cama a una silla o durante la movilización por otros motivos médicos. El auxiliar de cuidados desempeña un papel clave en estas transferencias y debe asegurarse de que cada movimiento se realiza con seguridad, para proteger al paciente de caídas y lesiones.

El primer paso para **prevenir las caídas** es una **evaluación precisa del estado del paciente**. Antes de cada traslado, el auxiliar asistencial debe tener en cuenta varios factores para determinar la capacidad del paciente para participar activamente en su propio traslado o, por el contrario, si necesita asistencia total. Esto incluye evaluar la fuerza muscular, el equilibrio, el nivel de consciencia y la coordinación motora del paciente. Por ejemplo, un paciente recién salido de cuidados intensivos o que sufre una patología neurológica puede presentar una debilidad importante o incluso una parálisis parcial, lo que requiere un tratamiento específico. También es esencial evaluar el nivel de cooperación y comprensión del paciente, sobre todo si hay que darle instrucciones durante el traslado.

Una vez realizada la evaluación, es importante **preparar el equipo** necesario para garantizar un traslado seguro. Puede tratarse de dispositivos como **barandillas de seguridad, grúas** o cinturones de sujeción. Por ejemplo, si el paciente no puede mantenerse de pie sin ayuda, es esencial utilizar una grúa para garantizar un traslado suave sin riesgo de caídas. Del mismo modo, si el paciente puede ponerse de pie pero sigue inestable, el cuidador puede utilizar un cinturón de marcha, que sostiene al paciente mientras mantiene el control de sus movimientos. Asegurarse de que estos dispositivos funcionan bien y están correctamente instalados es un paso esencial para prevenir accidentes.

La colocación correcta del equipo y de los cuidadores alrededor del paciente también es esencial. Si el paciente tiene que ser trasladado de la cama a una silla de ruedas, el cuidador debe asegurarse de que la silla de ruedas se coloca en las inmediaciones de la cama, con el freno bien accionado, para evitar que tenga que recorrer cualquier distancia de pie. Los apoyos en el suelo deben ser estables y estar despejados, sin objetos o cables en el camino que puedan hacer tropezar al paciente o al personal asistencial. Además**, los frenos de la cama** y de la silla de ruedas deben comprobarse sistemáticamente antes de cualquier traslado, para evitar que el equipo se mueva por efecto del movimiento.

Durante el traslado, **la comunicación con el paciente** es vital. Es importante explicar al paciente cada etapa del proceso, asegurándose de que entiende lo que va a ocurrir. Decirle, por ejemplo: "Vamos a ayudarle a sentarse suavemente en el borde de la cama, luego vamos a trasladarle a la silla", permite al paciente prepararse mental y físicamente. Esta comunicación clara ayuda a reducir la ansiedad del paciente y fomenta su cooperación. Si el paciente puede ayudar en la transferencia, el cuidador puede pedirle que se apoye en los brazos o que gire ligeramente para facilitar el movimiento, asegurándose al mismo tiempo de que está apoyado si pierde el equilibrio.

Uno de los momentos más críticos en la prevención de caídas es la transición de **estar tumbado a estar sentado** y de estar sentado a estar de pie. Cuando un paciente pasa de la cama a la silla, el asistente debe estar especialmente atento a la posibilidad de que sufra **vértigos ortostáticos** o mareos, frecuentes en pacientes encamados durante largos periodos. Para evitarlo, es aconsejable proceder por etapas: primero llevar al paciente a una posición semisentada en la cama, luego hacer que se siente en el borde de la cama con los pies en el suelo y, por último, esperar unos instantes antes de ayudarle a ponerse completamente de pie. Esta progresión permite que el cuerpo del paciente se adapte a los cambios de posición y reduce el riesgo de molestias o caídas.

Si el paciente es capaz de ponerse de pie, el cuidador debe adoptar una postura segura situándose cerca de él, preparado para **soportar su peso** si es necesario. Es aconsejable situarse ligeramente al lado del paciente, con una mano bajo su brazo o cintura, para proporcionarle apoyo al tiempo que permite al paciente permanecer activo en movimiento. Si el paciente pierde el equilibrio, el cuidador debe poder intervenir rápidamente sin comprometer su propia seguridad. Por eso es esencial adoptar una posición estable, con los pies firmemente plantados en el suelo, y no tirar nunca del paciente ni levantarlo indebidamente.

En los casos en que el paciente es totalmente dependiente, **se hace** imprescindible el uso de dispositivos mecánicos como **una grúa de paciente**. Este dispositivo permite trasladar al paciente de forma segura de una cama a una silla o de una cama a una camilla, evitando el riesgo de caídas o lesiones para el paciente y el personal asistencial. El auxiliar asistencial debe estar formado en el uso de este equipo, y debe asegurarse de que el arnés está correctamente ajustado y de que los ganchos están bien sujetos antes de iniciar la transferencia. Una vez finalizado el traslado, es importante comprobar que el paciente está correctamente colocado y cómodo.

Tras el traslado, es esencial **comprobar que el paciente se encuentra cómodo y seguro** en su nueva posición. Si el paciente está sentado en una silla, debe estar bien alineado, con los pies apoyados en el suelo o en un reposapiés, y el respaldo ajustado para apoyar la espalda. Si está de nuevo en la cama, hay que subir las barandillas de seguridad si es necesario y recolocar al paciente cómodamente, teniendo cuidado de evitar los puntos de presión que podrían provocar úlceras por presión.

Por último, es necesaria **una mayor vigilancia** después de un traslado, sobre todo en el caso de pacientes con alto riesgo de caídas. Si un paciente ha mostrado signos de debilidad o inestabilidad durante el traslado, es aconsejable permanecer con él unos minutos para asegurarse de que está estable y asentado. Si es probable que el paciente se levante por sí solo a pesar de las recomendaciones, puede ser necesario activar una alarma de cama o de silla para alertar al personal de un intento de levantarse sin ayuda.

- ◦ Protección del personal contra las lesiones musculoesqueléticas: buenas prácticas ergonómicas.

Proteger al personal de lesiones musculoesqueléticas en el entorno hospitalario, y en particular en salas exigentes como las de cuidados intensivos, es una prioridad absoluta para garantizar la seguridad y el bienestar de los cuidadores. Los auxiliares de cuidados y otros profesionales sanitarios deben realizar a menudo tareas físicamente exigentes, como levantar, cambiar de posición o movilizar a los pacientes. Si estas acciones no se realizan correctamente, pueden **provocar lesiones musculoesqueléticas en** la espalda, los hombros, las muñecas o las rodillas. Estas lesiones pueden provocar dolor crónico, problemas articulares o incluso incapacidad temporal o permanente. Por tanto, adoptar **buenas prácticas ergonómicas** es esencial para proteger al personal y garantizar su capacidad continua para prestar una atención de calidad.

Una de las primeras **buenas prácticas ergonómicas** es **evaluar correctamente la situación** antes de emprender cualquier acción que requiera esfuerzo físico. Es importante analizar siempre el entorno y la tarea en cuestión antes de pasar a la acción. Por ejemplo, al mover o cambiar de posición a un paciente, el asistente debe plantearse varias preguntas: ¿Puede el paciente participar en el esfuerzo? ¿Necesito ayuda o equipamiento? ¿Cuál es el peso del paciente y la complejidad de la tarea? Esta evaluación permite planificar el movimiento y elegir las técnicas y herramientas más adecuadas, reduciendo así el riesgo de lesiones.

Una postura correcta es un factor clave en la prevención de lesiones musculoesqueléticas. Cuando un auxiliar de cuidados tiene que levantar o mover a un paciente, es esencial mantener una **postura ergonómica** que reduzca la presión sobre las articulaciones y la columna vertebral. Esto empieza por **anclar los pies** correctamente: deben estar separados a la anchura de la cadera, con un pie ligeramente por delante del otro para proporcionar mayor estabilidad. A continuación, en lugar de doblar la espalda, es fundamental **flexionar las rodillas** y mantener la espalda recta durante todo el movimiento. Este principio de "levantar con las piernas" permite repartir el esfuerzo entre los músculos más fuertes del cuerpo, como los muslos y los glúteos, en lugar de sobrecargar los músculos de la espalda, más vulnerables a las lesiones.

Al movilizar o trasladar a un paciente, también es importante **evitar inclinarse** sobre él. A menudo, la tentación es inclinarse hacia delante para alcanzar al paciente o ajustar su posición. Sin embargo, esto puede provocar torsiones de la espalda y los hombros, aumentando el riesgo de lesiones. En su lugar, el cuidador debe acercarse lo más posible al paciente antes de iniciar el movimiento. Si es necesario, lo mejor es bajar la cama o ajustar la altura de la silla a un nivel ergonómicamente favorable. Además, debe asegurarse siempre de que la posición de los pies y el tronco **le permiten permanecer alineado** y evitar movimientos bruscos de torsión del torso, que pueden ser perjudiciales para la columna vertebral.

Utilizar **las herramientas y el equipo adecuados** es otro aspecto fundamental de la protección contra lesiones. Existen numerosos dispositivos para facilitar las tareas de elevación, traslado o recolocación de pacientes, como **grúas de pacientes, cojines deslizantes, barras de sujeción** o **cinturones de traslado**. Estas herramientas deben utilizarse en cuanto la situación lo requiera, sobre todo cuando el paciente pesa mucho, no puede cooperar o es muy dependiente. Una **grúa,** por ejemplo, es especialmente útil para trasladar a un paciente de la cama a la silla, o para moverlo de un punto a otro sin que la fuerza física del cuidador se vea sometida a un esfuerzo excesivo. El uso regular de estas ayudas técnicas reduce considerablemente el riesgo de lesiones y mejora la comodidad tanto del cuidador como del paciente.

Además de este equipamiento específico, **la altura de la cama** o la silla debe ajustarse siempre que sea posible. Tareas como el cuidado, el cambio de posición o la movilización del paciente deben realizarse a una **altura que reduzca al mínimo la tensión sobre la** espalda y los hombros del cuidador. Si la cama está demasiado baja o demasiado alta, el cuidador se verá obligado a agacharse o levantarse de forma incómoda, aumentando el riesgo de lesiones. Ajustar la cama a la altura de la cintura permite trabajar en una postura neutra y estable.

Otra práctica esencial es **trabajar en equipo** cuando sea necesario. En muchas situaciones, sobre todo al trasladar a un paciente pesado o inestable, es preferible pedir ayuda a otro cuidador que realizar una tarea en solitario, lo que podría provocar una sobrecarga física. Trabajar en parejas permite compartir el esfuerzo, coordinar los movimientos y garantizar una mayor seguridad tanto para el paciente como para el cuidador. También es importante **comunicarse claramente** con el compañero antes de realizar un movimiento conjunto, especificando los pasos y las funciones de cada uno para evitar desequilibrios o movimientos torpes.

Los microdescansos y la alternancia de tareas físicas y menos físicas son también estrategias eficaces para prevenir las lesiones musculoesqueléticas. Los auxiliares asistenciales suelen realizar tareas físicas repetitivas, como cambiar de posición a varios pacientes durante el mismo turno. Para evitar la fatiga muscular y el dolor acumulado, es esencial variar las actividades y hacer pequeñas pausas entre las tareas físicas para permitir que los músculos se relajen. Incluso unos minutos de descanso pueden bastar para reducir la tensión muscular y evitar la sobrecarga articular.

Por último, la **formación continua** en ergonomía y técnicas de movilización es esencial para incorporar las buenas prácticas a la rutina diaria. Las sesiones de formación periódicas enseñan o recuerdan a los asistentes los gestos correctos, el uso de dispositivos de ayuda y las posturas correctas que deben adoptar. La formación también ayuda a concienciar al personal de la importancia de cuidar de su propio cuerpo del mismo modo que los pacientes. También fomenta la creación de una cultura de prevención de lesiones dentro de los equipos asistenciales, en la que cada uno es responsable de su propia seguridad, así como de la de sus compañeros.

Gestión de riesgos de la medicación

- Garantizar la administración segura de los medicamentos.

Garantizar la administración segura de medicamentos es un reto importante en el entorno hospitalario, sobre todo en servicios críticos como cuidados intensivos, donde los pacientes suelen recibir tratamientos complejos y variados. La administración de medicamentos debe ser rigurosa, precisa y regirse por protocolos estrictos para evitar errores, que pueden tener graves consecuencias para la salud del paciente. El auxiliar de enfermería, aunque generalmente apoya a la enfermera en esta tarea, desempeña un papel esencial en la supervisión y garantía de la seguridad del proceso, asegurándose de que se respeta cada paso como parte de los cuidados que presta.

El primer paso para garantizar la administración segura de medicamentos es el **cumplimiento escrupuloso de la prescripción médica.** En el entorno hospitalario, las

181

prescripciones suelen ser complejas, con dosis precisas, horarios estrictos y posibles interacciones farmacológicas que hay que controlar. Por lo tanto, es esencial que la administración de medicamentos se ajuste estrictamente a lo escrito en la hoja de prescripción o en la historia clínica electrónica. No debe hacerse ningún cambio sin la aprobación formal del médico prescriptor o de la enfermera responsable. Si aparece alguna ambigüedad en la receta -una dosis incierta, un medicamento que parece inadecuado para el estado del paciente-, es imperativo consultar inmediatamente al equipo médico antes de proceder a la administración. Los auxiliares sanitarios deben estar atentos a cualquier situación que parezca inusual y tener el reflejo de transmitir la información en caso de duda.

Una de las herramientas más eficaces para garantizar la seguridad en esta fase es seguir la regla **de las "5 B"**, un método sistemático de comprobación antes de administrar cualquier medicamento. Esta regla consiste en comprobar cinco elementos fundamentales **para** asegurarse de que el medicamento se administra correctamente. Se trata de comprobar :

1. **El paciente adecuado**: es esencial asegurarse de que se administra el medicamento adecuado al paciente adecuado. En cuidados intensivos, donde los pacientes suelen estar en estado crítico y a veces son incapaces de comunicarse, es importante comprobar la identidad del paciente, utilizando la pulsera de identificación o la historia clínica, antes de cualquier administración. Así se evita administrar un medicamento destinado a otro paciente.

2. **El medicamento correcto**: hay que comprobar cuidadosamente que el medicamento que se va a administrar es el prescrito. Esto significa leer atentamente la etiqueta del frasco o ampolla y comprobar que la formulación del medicamento es la correcta (comprimido, solución inyectable, etc.). La confusión entre nombres de medicamentos similares puede dar lugar a errores graves.

En caso de duda sobre la naturaleza del medicamento, es esencial consultar a la enfermera o al farmacéutico.

3. **La dosis correcta**: la dosificación en cuidados intensivos puede ser especialmente crítica, ya que los pacientes suelen estar sometidos a tratamientos intensivos con estrechos márgenes de seguridad. Es crucial asegurarse de que la dosis corresponde exactamente a lo que se ha prescrito. Esto incluye comprobar las unidades de medida (mg, ml) y utilizar las herramientas de dosificación correctas (jeringa, bomba de infusión). Una lectura o interpretación errónea de las unidades puede llevar a una sobredosificación o infradosificación, con consecuencias potencialmente graves para el paciente.

4. **La vía de administración correcta**: Existen varias vías de administración de fármacos (oral, intravenosa, intramuscular, subcutánea, etc.), cada una con sus características específicas. Por ejemplo, un medicamento destinado a la administración intravenosa nunca debe inyectarse por vía intramuscular, ya que podría causar daños o hacer que el tratamiento resultara ineficaz. Por lo tanto, el personal sanitario debe comprobar siempre la vía de administración prescrita y asegurarse de que el equipo utilizado es el adecuado.

5. **El momento adecuado**: El momento oportuno también es esencial. Algunos fármacos, sobre todo en cuidados intensivos, deben administrarse a horas muy concretas para maximizar su eficacia y evitar interacciones o efectos secundarios. Por eso es fundamental respetar los horarios prescritos, seguir el ritmo de las infusiones e inyecciones y asegurarse de no saltarse ninguna dosis.

Además de estos controles, la **trazabilidad** de los medicamentos administrados es otro pilar fundamental de la seguridad. Cada fármaco administrado debe **quedar registrado en** el expediente médico del paciente, ya se trate de una infusión, una inyección o un medicamento oral. Esto permite mantener un historial completo del tratamiento y ayuda a evitar errores como la repetición inadvertida de una dosis. El auxiliar de cuidados debe asegurarse de que la información se transmite a la enfermera o se registra en el expediente del paciente, para que el equipo médico pueda seguir la evolución del tratamiento en tiempo real. Esta trazabilidad contribuye no sólo a la seguridad del paciente, sino también a la evaluación continua de la eficacia de los tratamientos administrados.

El control de las interacciones farmacológicas es otro aspecto esencial. En cuidados intensivos, los pacientes suelen tomar varios medicamentos, lo que aumenta el riesgo de interacciones entre distintos fármacos. Ciertos fármacos pueden reducir la eficacia de otros tratamientos o causar efectos secundarios graves cuando se combinan. Aunque la gestión de estas interacciones es principalmente responsabilidad del médico y el farmacéutico, el cuidador debe permanecer vigilante e informar de cualquier síntoma inusual o reacción inesperada en el paciente. Si un paciente parece reaccionar negativamente a un tratamiento, como una bajada repentina de la tensión arterial o dificultad respiratoria, es imperativo alertar inmediatamente al equipo asistencial.

Otro aspecto de la administración segura de fármacos es **la** importancia de la **información y la comunicación con el paciente,** cuando éste es consciente y capaz de entender. Antes de administrar un medicamento, conviene recordar al paciente qué tratamiento está recibiendo y por qué, y responder a cualquier pregunta o duda que pueda tener. A veces, el propio paciente puede señalar un posible error o intolerancia a un medicamento concreto. El diálogo con el paciente es, por tanto, una red de seguridad adicional, ya que ayuda a confirmar la correcta administración y a reforzar la relación de confianza entre el paciente y el equipo sanitario.

Al mismo tiempo, es esencial **prevenir y controlar las reacciones alérgicas**. Antes de administrar cualquier medicamento, el auxiliar asistencial debe asegurarse de que no se ha notificado ninguna alergia en la historia clínica del paciente. Algunos pacientes pueden ser alérgicos a antibióticos, analgésicos o productos específicos. Si un paciente muestra signos de alergia (erupción cutánea, dificultades respiratorias, hinchazón), es vital interrumpir inmediatamente la administración del medicamento y tomar medidas de emergencia.

Por último, la **formación continua** es esencial para mantener un alto nivel de seguridad en la administración de medicamentos. Los medicamentos y los protocolos evolucionan constantemente, y es crucial que todos los miembros del equipo asistencial reciban formación sobre las nuevas prácticas, los nuevos medicamentos y las tecnologías que facilitan la administración. Las sesiones periódicas de actualización, los recordatorios de buenas prácticas y los intercambios dentro de los equipos contribuyen a reducir el riesgo de error y a mejorar la calidad de la asistencia.

 ◦ Verificación y doble comprobación de las dosis críticas.

Comprobar y volver a comprobar las dosis críticas es un paso fundamental para garantizar la administración segura de medicamentos, sobre todo en cuidados intensivos, donde los pacientes suelen someterse a tratamientos complejos y potentes. Las dosis críticas, generalmente las de medicamentos con un efecto potencial alto o un margen terapéutico bajo, deben manejarse con extrema precaución, porque un error en su dosificación puede provocar complicaciones graves, incluso mortales. Para evitar estos riesgos, el doble control de las dosis críticas es un procedimiento que garantiza la seguridad del paciente al tiempo que minimiza los errores humanos.

Las dosis críticas se refieren a fármacos cuya dosificación debe ajustarse cuidadosamente, ya que la más mínima desviación de la dosis prescrita puede causar efectos adversos importantes. Se trata de tratamientos como los anticoagulantes, las insulinas, los fármacos vasoactivos, ciertos antibióticos muy tóxicos, así como los opiáceos y los fármacos utilizados para la sedación. En cuidados intensivos, estos fármacos se utilizan con frecuencia para estabilizar a los pacientes en situaciones críticas, pero debido a su potencia, requieren una vigilancia adicional.

El procedimiento **de doble control** se basa en la colaboración entre dos miembros del personal de enfermería, normalmente una enfermera y otra enfermera o auxiliar de cuidados con formación. El objetivo de este enfoque es garantizar que las dosis prescritas sean comprobadas por dos profesionales distintos antes de ser administradas. Esta doble comprobación permite detectar y corregir cualquier posible error, ya sea una mala lectura de la receta, una mala interpretación de la posología, un error en el cálculo de la dosis o una mezcla inadecuada. Se trata de una estrategia de seguridad esencial, sobre todo cuando se trata de medicamentos muy tóxicos.

La primera comprobación tiene lugar cuando la enfermera o el auxiliar asistencial preparan la medicación. Antes de preparar la dosis, es esencial comprobar cuidadosamente la prescripción médica, asegurándose de que el fármaco, la dosis, la concentración y la vía de administración corresponden exactamente a lo que necesita el paciente. Esto implica también comprobar el estado general del paciente, ya que parámetros como la función renal, la función hepática o el peso pueden influir en la dosis. Una vez preparada la medicación, el cuidador realiza una primera comprobación recalculando la dosis y comparándola con la prescripción para asegurarse de que todo es correcto.

La segunda comprobación tiene lugar cuando otro profesional sanitario, normalmente un colega de enfermería cualificado o un auxiliar asistencial, verifica la preparación. Esta fase de doble control es esencial porque aporta una perspectiva externa y una comprobación adicional. El segundo cuidador debe realizar todo el proceso de comprobación, no sólo un vistazo rápido. Debe comprobar la prescripción médica, releer la dosis escrita, asegurarse de que la concentración es correcta y recalcular la dosis si es necesario, antes de dar su aprobación. Este paso es crucial para evitar que los errores pasen desapercibidos. En caso de administración intravenosa, por ejemplo, esta segunda comprobación debe incluir también la verificación de la velocidad de infusión, por si fuera necesario algún ajuste.

Otro aspecto importante del doble control es la **trazabilidad** de este control. En algunos establecimientos se exige la firma de ambos cuidadores para certificar que la dosis ha sido comprobada y validada antes de su administración. Esta trazabilidad no sólo garantiza el rigor del proceso, sino que también crea un historial transparente en el expediente médico del paciente. En caso de problema posterior, es posible seguir cada etapa de la preparación y administración de las dosis críticas, lo que puede ser esencial para comprender lo que ha podido ocurrir y mejorar las prácticas si es necesario.

Las situaciones de alto riesgo, como la administración de fármacos intravenosos con un alto potencial de efecto inmediato, requieren una atención aún mayor. Por ejemplo, las infusiones de fármacos vasoactivos (como la dopamina o la noradrenalina), que influyen directamente en la tensión arterial y la función cardiaca, requieren una precisión absoluta. Un error en la dosis o en la velocidad de administración puede tener consecuencias inmediatas y graves, como un descenso repentino o un aumento excesivo de la tensión arterial. El doble control se aplica no sólo a la dosis inicial, sino también a la monitorización continua del flujo y la concentración del fármaco en la infusión.

No hay que subestimar **la importancia de la comunicación** entre los dos cuidadores implicados en el doble control. Es esencial dedicar tiempo a discutir la dosis que se va a administrar, compartir las comprobaciones realizadas y llegar a un acuerdo claro antes de la administración. Esto genera confianza en el proceso y evita cualquier confusión o mala interpretación. Además, esta comunicación fomenta una cultura de seguridad dentro del equipo sanitario, en la que todos participan activamente en la prevención de errores.

Al mismo tiempo, **la tecnología** puede contribuir a garantizar la seguridad de las dosis críticas. El uso de sistemas informáticos, como los programas de prescripción asistida por ordenador, permite evitar determinados errores de cálculo o interpretación. Estos sistemas pueden alertar al personal de enfermería de dosis excesivas o incompatibilidades entre medicamentos, lo que añade una capa adicional de seguridad. Del mismo modo, el uso de **bombas de infusión inteligentes**, que calculan automáticamente la velocidad de infusión en función de la dosis prescrita, reduce el riesgo de error humano. Sin embargo, incluso con asistencia tecnológica, el doble control manual sigue siendo esencial para garantizar la total seguridad del proceso.

Otro factor a tener en cuenta es **el horario de las** dosis críticas. Algunos fármacos deben administrarse en momentos concretos para garantizar su eficacia y evitar interacciones indeseables. El doble control también ayuda a garantizar que la dosis se administra en el momento adecuado, especialmente en situaciones en las que es necesario administrar varios fármacos a intervalos específicos. Un retraso o una anticipación injustificados pueden repercutir en el estado del paciente, sobre todo en cuidados intensivos.

　　　　　○　　Errores que deben evitarse y precauciones específicas en cuidados intensivos.

Los errores que hay que evitar y las **precauciones específicas** en cuidados intensivos son elementos clave para garantizar una atención segura y eficaz al paciente en un entorno en el que cada acción puede tener consecuencias críticas. En cuidados intensivos, los pacientes se encuentran a menudo en situaciones extremadamente vulnerables, que requieren cuidados complejos, tratamientos precisos y una vigilancia constante. La presión es alta, y el más mínimo error puede poner en peligro la salud o incluso la vida de los pacientes. Por eso es vital conocer los riesgos específicos de este entorno y poner en marcha estrategias de prevención para minimizar los errores.

Uno de los primeros **errores que hay que evitar** en cuidados intensivos **es la omisión de una vigilancia rigurosa**. En cuidados intensivos, los pacientes están bajo vigilancia continua y sus parámetros vitales pueden cambiar rápidamente. Un descenso de la vigilancia o la falta de atención a un cambio sutil de las constantes vitales puede tener graves consecuencias. Por ejemplo, un ligero aumento de la frecuencia respiratoria o un descenso de la saturación de oxígeno pueden ser una señal de alarma de que el estado del paciente se está deteriorando y requiere una intervención rápida. Por eso es vital que el auxiliar de enfermería y el equipo asistencial presten mucha atención a los monitores, comprobando periódicamente parámetros como la tensión arterial, la frecuencia cardiaca, la saturación de oxígeno y la temperatura, e informando inmediatamente de cualquier anomalía a la enfermera o al médico.

Otro **error frecuente** es la **mala gestión de los dispositivos médicos invasivos**, como catéteres, tubos y drenajes. Estos dispositivos son esenciales para el manejo de los pacientes de cuidados intensivos, pero una manipulación incorrecta o un mantenimiento deficiente pueden provocar complicaciones graves, incluidas infecciones nosocomiales. Es esencial comprobar periódicamente que las sondas y catéteres están bien colocados para evitar que se desprendan o se rompan, asegurarse de que los puntos de inserción están limpios y aplicar protocolos de asepsia rigurosos. Las infecciones relacionadas con dispositivos médicos representan una de las principales causas de infecciones nosocomiales en cuidados intensivos. Por lo tanto, debe prestarse especial atención a la higiene de las manos antes de cada manipulación, a la desinfección de los equipos y a la vigilancia de los signos de infección alrededor de los puntos de inserción.

Los errores de medicación son otra fuente de peligro en cuidados intensivos. Los pacientes de cuidados intensivos suelen recibir fármacos muy tóxicos o que requieren dosis precisas, como sedantes, antibióticos potentes, anticoagulantes o fármacos vasoactivos. Un error en la dosis administrada, el momento de la administración o la vía de administración puede tener repercusiones inmediatas y graves. Para evitar estos errores, es esencial seguir las "5 B" (paciente adecuado, medicamento adecuado, dosis adecuada, vía adecuada, momento adecuado) y **comprobar dos veces** las dosis críticas. Hay que anticiparse a los errores en la preparación, el etiquetado o la administración de medicamentos adoptando procedimientos estrictos y comunicándose eficazmente dentro del equipo sanitario.

La mala comunicación es otro de los principales factores de riesgo en cuidados intensivos. La rapidez y la gravedad de las situaciones clínicas exigen una comunicación clara, precisa e inmediata entre los miembros del equipo. Una información mal transmitida o una falta de coordinación pueden comprometer la gestión de un paciente en situación crítica. Para evitar estos errores, es esencial que la **transmisión de la información** esté bien organizada, sobre todo cuando se producen cambios en el equipo. La sesión informativa y el debriefing al principio y al final de cada turno deben incluir una relación detallada de la evolución de cada paciente, los medicamentos administrados, los cuidados prestados y las complicaciones que haya que vigilar. Una mala transmisión de información entre los cuidadores también puede generar confusión sobre los tratamientos en curso o las instrucciones específicas relativas a un paciente.

En cuidados intensivos**, la mala gestión de las prioridades** también puede ser un grave error. Hay que dar prioridad a los pacientes que requieren cuidados de urgencia o una intervención inmediata. Sin embargo, en un entorno en el que muchos pacientes se encuentran en estado crítico, puede resultar difícil determinar qué medidas deben tomarse en primer lugar. Una evaluación rápida y eficaz del estado de cada paciente permite priorizar las intervenciones. Por ejemplo, en caso de parada cardiaca o shock séptico, la reanimación cardiopulmonar o la administración rápida de tratamientos vasopresores deben ser la máxima prioridad. La formación continuada en la gestión de emergencias y la aplicación de protocolos estandarizados como **los del Soporte Vital Cardiaco Avanzado (ACLS)** son esenciales para minimizar los errores de juicio o de gestión de prioridades.

También deben evitarse **los errores en la colocación del paciente**. Un mal posicionamiento puede provocar complicaciones como úlceras por presión, contracturas y problemas respiratorios. Los pacientes encamados en cuidados intensivos deben movilizarse con regularidad para evitar estas complicaciones. Sin embargo, cuando se moviliza a pacientes intubados, ventilados o con dispositivos invasivos, es crucial seguir técnicas de movilización seguras para no comprometer catéteres o vías centrales. A menudo es necesario el uso de dispositivos de elevación o la ayuda de varios miembros del equipo asistencial para garantizar una manipulación segura y suave.

Otra precaución específica es evitar **el agotamiento emocional y físico** del personal asistencial, que puede provocar una disminución de la vigilancia y, en consecuencia, errores. Los trabajadores de cuidados intensivos están expuestos a un gran estrés, debido a la gravedad de los casos que tratan y a las emociones que implica atender a pacientes en situaciones críticas. Este agotamiento puede mermar su capacidad de concentración, reacción rápida y comunicación eficaz. Por tanto, es esencial poner en marcha mecanismos de **apoyo psicológico**, fomentar las pausas regulares y promover una buena distribución de las tareas para evitar que el personal se vea desbordado por la carga de trabajo. El personal asistencial que goza de buena salud mental y física tiene más probabilidades de evitar errores y prestar una asistencia de calidad.

Por último, un punto crítico **que** a menudo se pasa por alto es **la anticipación de las complicaciones**. En cuidados intensivos, no basta con reaccionar ante los problemas cuando surgen; a menudo es necesario prevenirlos. Esto significa vigilar constantemente los riesgos potenciales, como la infección, la trombosis, la desaturación o el fallo orgánico, y aplicar las medidas preventivas adecuadas. Por ejemplo, la administración preventiva de anticoagulantes para evitar trombosis, el uso de antibióticos profilácticos para prevenir infecciones postoperatorias o la estrecha vigilancia de los parámetros biológicos para detectar precozmente desequilibrios metabólicos pueden evitar complicaciones graves.

Capítulo 7

Cuidados paliativos en cuidados intensivos

Entender los cuidados paliativos en la Unidad de Cuidados Intensivos

○ La diferencia entre reanimación y cuidados paliativos.

La diferencia entre reanimación y cuidados paliativos radica esencialmente en los objetivos y enfoques de estos dos campos asistenciales, aunque a ambos se acude con frecuencia en situaciones de extrema vulnerabilidad para el paciente. Mientras que la reanimación se centra en mantener y restaurar las funciones vitales en situaciones de emergencia o en casos de fallo orgánico grave, los cuidados paliativos pretenden aliviar el dolor y mejorar la calidad de vida de los pacientes que padecen enfermedades incurables, sin pretender prolongar la vida a toda costa. Estos dos enfoques reflejan visiones complementarias de la asistencia, pero con objetivos distintos.

La reanimación es principalmente un área de la medicina de urgencias, en la que se atiende a pacientes en situaciones críticas en las que su pronóstico vital a corto plazo está en riesgo. El objetivo de la reanimación es mantener la vida utilizando tratamientos intensivos para mantener o restablecer las funciones vitales. Los pacientes que llegan a cuidados intensivos suelen padecer afecciones como insuficiencia respiratoria aguda, parada cardiaca, politraumatismo, shock séptico o fallo multiorgánico. En estos casos, el equipo de cuidados intensivos moviliza todos los recursos técnicos y terapéuticos disponibles, como ventilación mecánica, fármacos vasopresores, infusiones y cirugía urgente, para intentar salvar al paciente o estabilizar su estado.

El principal objetivo de la reanimación es, por tanto, preservar la vida a toda costa, incluso en situaciones de fallo orgánico grave. Este enfoque se basa en técnicas médicas avanzadas y requiere una monitorización constante para adaptar los tratamientos en tiempo real a los cambios en el estado del paciente. Las decisiones de reanimación suelen tomarse con carácter de urgencia, y el objetivo es restablecer un equilibrio fisiológico que permita al paciente recuperarse, o al menos salir de un estado crítico. Sin embargo, a pesar de todos los esfuerzos, la reanimación puede no salvar al paciente, bien porque la enfermedad o lesión sea demasiado grave, bien porque las funciones vitales ya no puedan mantenerse incluso con cuidados intensivos.

En cambio, **los cuidados paliativos** se dirigen a pacientes cuya enfermedad se reconoce como terminal o incurable, pero que siguen necesitando apoyo y cuidados de alta calidad. El objetivo de los cuidados paliativos ya no es curar o prolongar la vida a toda costa, sino **mejorar la calidad de vida del paciente** aliviando el dolor, controlando los síntomas y proporcionando apoyo psicológico y emocional tanto al paciente como a su familia. Estos cuidados suelen dispensarse cuando ya no es posible un tratamiento curativo o cuando las opciones médicas intensivas ya no pueden aportar beneficios al paciente.

El enfoque de los cuidados paliativos se centra en el **paciente como un todo**, teniendo en cuenta no sólo sus necesidades físicas, sino también sus necesidades emocionales, psicológicas y espirituales. A diferencia de los cuidados intensivos, que suelen caracterizarse por procedimientos técnicos invasivos y tratamientos intensivos, los cuidados paliativos se caracterizan por un enfoque más suave que respeta la comodidad del paciente. El alivio del dolor es una prioridad absoluta, a menudo con analgésicos potentes como la morfina, y se instauran tratamientos para aliviar síntomas como las náuseas, las dificultades respiratorias o la ansiedad. El objetivo es hacer que los últimos días o meses de vida sean lo más cómodos posible, respetando los deseos del paciente y su familia.

Otra distinción fundamental entre reanimación y cuidados paliativos radica **en la finalidad de** los cuidados. En cuidados intensivos, la esperanza de recuperación, incluso parcial, guía las decisiones médicas. La intensidad de los cuidados suele ser máxima, con intervenciones urgentes destinadas a revertir una situación crítica. La decisión de continuar o interrumpir los cuidados intensivos suele depender de la evolución clínica del paciente y de sus posibilidades de recuperación. En los cuidados paliativos, en cambio, la prioridad es respetar el proceso natural del final de la vida. Se evitan las intervenciones invasivas que podrían prolongar innecesariamente el sufrimiento del paciente, y las decisiones se orientan más hacia la comodidad y la dignidad.

Los aspectos **emocionales y psicológicos** de ambos enfoques también difieren. En cuidados intensivosel , entorno suele ser de urgencia, incertidumbre e intensa intervención técnica. La familia y los amigos del paciente suelen estar a la espera de noticias, con la esperanza de una rápida mejoría del estado de su ser querido. La comunicación entre el equipo médico y la familia debe ser clara, directa y frecuente, ya que la situación suele evolucionar de forma imprevisible. En cambio, en los cuidados paliativos el ambiente es más tranquilo y se dedica más tiempo a acompañar al paciente y a sus seres queridos en el proceso del final de la vida. Las conversaciones se centran en los deseos del paciente, el respeto de su dignidad y la forma de proporcionarle apoyo psicológico y emocional.

Por último, es importante señalar que **los cuidados paliativos** no se oponen necesariamente a la reanimación en determinadas situaciones. Puede haber momentos en los que un paciente pase de los cuidados intensivos a un enfoque paliativo cuando el tratamiento intensivo ya no sea beneficioso. A menudo es en este momento cuando el equipo médico, en consulta con la familia y respetando los deseos del paciente, decide interrumpir las intervenciones invasivas para centrarse en el confort y la calidad de vida del paciente. Esta delicada transición requiere una comunicación sensible y una atención holística.

  ◦ Cuándo y cómo pasar de la reanimación a los cuidados paliativos.

La transición de los **cuidados intensivos** a **los cuidados paliativos** es un momento delicado que se produce cuando los objetivos de los cuidados evolucionan de un enfoque intensivo, destinado a restablecer las funciones vitales, a un enfoque centrado en el **confort** y la **calidad de vida**. Esta transición suele estar marcada por fuertes emociones, tanto para el equipo asistencial como para la familia del paciente, ya que supone el reconocimiento de que, a pesar de los esfuerzos realizados, los tratamientos curativos o intensivos ya no pueden salvar al paciente. La decisión de pasar a los cuidados paliativos debe tomarse con prudencia, consultando a todas las partes implicadas y respetando los deseos del paciente.

El momento de pasar de la reanimación a los cuidados paliativos depende de una serie de criterios, principalmente relacionados con el estado de salud del paciente y sus posibilidades de recuperación. Por lo general, este momento se produce cuando el tratamiento intensivo ha alcanzado sus límites y el equipo médico se da cuenta de que los órganos vitales ya no pueden funcionar de forma independiente o de que los fallos son irreversibles. Este puede ser el caso de los pacientes cuyas funciones respiratorias ya no pueden mantenerse sin asistencia permanente, los pacientes con fallo multiorgánico o aquellos cuya enfermedad subyacente está demasiado avanzada (cáncer terminal, enfermedad neurodegenerativa avanzada, etc.). En estos casos, a pesar de los cuidados dispensados en cuidados intensivos, el estado general del paciente no mejora, o incluso se deteriora progresivamente.

La decisión de pasar a cuidados paliativos suele basarse en una **reevaluación médica de** las posibilidades de recuperación o estabilización del paciente. Si las intervenciones de reanimación ya no pueden mantener una calidad de vida aceptable, o si prolongan indebidamente la agonía, el equipo sanitario debe preguntarse si deben continuar los cuidados intensivos. Ya no se trata de saber lo que es médicamente posible, sino de preguntarse qué es **lo correcto y beneficioso** para el paciente. Esta reevaluación se basa en criterios clínicos objetivos (evolución de las constantes vitales, fracaso terapéutico, estado de conciencia) y en una evaluación global de la situación del paciente.

Una vez que se ha determinado que la reanimación ya no puede alcanzar sus objetivos, la transición a los cuidados paliativos debe abordarse **con sensibilidad** y **una comunicación clara**. Este momento suele ser difícil de aceptar para las familias, que pueden estar apegadas a la idea de que hay que intentarlo todo hasta el final. Por eso es esencial que el equipo sanitario, y los médicos de reanimación en particular, se comuniquen abiertamente con los familiares. Deben explicar la realidad de la situación, los límites de los tratamientos actuales y las perspectivas de evolución. No se trata de abandonar al paciente, sino de **cambiar el objetivo** de mantenerlo vivo a toda costa por el de mejorar su calidad de vida en sus últimos momentos.

La transición de los cuidados intensivos a los cuidados paliativos se basa en un **proceso bien definido** que debe incluir a todas las partes interesadas, empezando por el propio paciente si está consciente y es capaz de comprender. Siempre que sea posible, es esencial respetar los deseos del paciente, expresados directamente o a través de las voluntades anticipadas. Si el paciente no puede comunicarse, la familia y los allegados deben participar en las conversaciones para garantizar que las decisiones que se tomen respeten los valores y preferencias del paciente. El equipo sanitario también debe asegurarse de que estas conversaciones se lleven a cabo en un clima de empatía y respeto, dando tiempo a la familia para comprender la situación y aceptar la transición.

En términos prácticos, la transición a los cuidados paliativos implica una serie de **cambios en la** forma de administrar los cuidados. Los tratamientos invasivos, como la ventilación mecánica, los fármacos vasoactivos o la diálisis, pueden interrumpirse gradualmente si se considera oportuno. La prioridad pasa entonces a ser el alivio de **los síntomas** del paciente, incluidos el dolor, la ansiedad, la disnea o cualquier otra molestia física o psicológica. Se hace hincapié en los cuidados de confort, la hidratación y la nutrición, así como en el apoyo psicológico al paciente y su familia.

Uno de los principales objetivos de los cuidados paliativos es **aliviar el sufrimiento**, utilizando fármacos adecuados como analgésicos potentes (morfina), sedantes o ansiolíticos. Estos fármacos se administran para que el paciente no sufra, sin pretender prolongar artificialmente su vida. En algunos casos, **la sedación paliativa** puede ser necesaria cuando el dolor o el sufrimiento no pueden controlarse por medios convencionales. Esta decisión, como todas las relativas a los cuidados paliativos, debe tomarse en consulta con el equipo sanitario, la familia y, si es posible, el paciente.

La comunicación con la familia y los amigos íntimos del paciente es esencial a lo largo de esta transición. Hay que mantener informados a los familiares en todas las fases del proceso, y cualquier pregunta o preocupación que puedan tener debe abordarse con respeto y compasión. La decisión de pasar a cuidados paliativos puede ser vista como un fracaso o una renuncia por algunos familiares, y es importante explicarles que esta transición es a menudo la mejor opción para ofrecer al paciente un final de vida digno, sin sufrimientos innecesarios. El apoyo psicológico a familiares y amigos es tan crucial como para el paciente, ya que este periodo suele estar marcado por el dolor, la tristeza y la ansiedad de una pérdida inminente.

El entorno asistencial también puede cambiar cuando el paciente pasa de cuidados intensivos a cuidados paliativos. Si ya no es necesario mantener al paciente en cuidados intensivos, puede ser trasladado a una unidad de cuidados paliativos o a una habitación más adecuada a sus necesidades de confort y tranquilidad. Este entorno más sereno permite a la familia pasar tiempo con el paciente en un ambiente más íntimo, lejos del bullicio y la maquinaria que suelen asociarse a la reanimación. El apoyo emocional y espiritual también se refuerza en estos momentos, con la posible participación de psicólogos, sacerdotes u otros acompañantes espirituales, en función de los deseos del paciente y su familia.

o   El papel del asistente en esta transición.

El papel del auxiliar de enfermería en la transición de los cuidados intensivos a los cuidados paliativos es crucial, ya que se encuentra en el centro del apoyo diario proporcionado a los pacientes y a sus familias. Esta transición, que a menudo está cargada de problemas emocionales y médicos, requiere un enfoque que sea a la vez técnico y humano, dos aspectos que el auxiliar de enfermería está particularmente bien situado para encarnar. Además de los cuidados prácticos y el apoyo médico, el auxiliar de enfermería desempeña un papel clave en **la dimensión humana** de esta transición, ofreciendo un apoyo continuo y atento en un momento en el que los pacientes y sus familias se enfrentan a decisiones y realidades difíciles.

En un primer momento, el auxiliar de enfermería **actúa como observador atento** del estado cambiante del paciente. A menudo es la persona que está más cerca del paciente a diario, que le acompaña en los cuidados básicos y que puede observar cambios sutiles en el estado del paciente, tanto físicos como emocionales. Estas observaciones tienen un valor incalculable para el equipo asistencial, ya que les permiten evaluar cuándo los tratamientos intensivos ya no satisfacen las necesidades del paciente y podría considerarse la posibilidad de aplicar cuidados paliativos. Gracias a su contacto directo y regular con el paciente, los auxiliares de cuidados pueden señalar signos de deterioro o malestar que requieren una reevaluación de los objetivos de los cuidados.

Cuando se toma la decisión de pasar a los cuidados paliativos, el auxiliar de enfermería **es un actor clave en la aplicación práctica** de esta transición. Este cambio implica un ajuste de los cuidados prestados al paciente, que a menudo se caracteriza por el abandono de tratamientos intensivos como la ventilación mecánica, las infusiones masivas o los fármacos vasopresores, en favor de cuidados destinados a aliviar el dolor y mejorar el confort. El auxiliar de enfermería desempeña un papel activo en estos cuidados, asegurándose de que el paciente esté cómodo, cambiando periódicamente la posición del paciente para evitar las úlceras por presión, proporcionando los cuidados higiénicos adecuados y asegurándose de que las necesidades primarias, como la hidratación y la nutrición, se atienden correctamente.

Una de las funciones esenciales del asistente asistencial en esta fase es garantizar que **el confort del paciente** sea una prioridad absoluta. En los cuidados paliativos, el objetivo ya no es curar, sino aliviar. Por ello, los cuidadores deben prestar especial atención al tratamiento del dolor, que puede ser intenso en pacientes terminales o que padecen enfermedades crónicas graves. En colaboración con el equipo de enfermería, velan por que se administren analgésicos con regularidad, que los pacientes estén bien hidratados y que se satisfagan sus necesidades en términos de confort físico. Esto incluye gestos sencillos pero esenciales, como ajustar las almohadas, garantizar la limpieza de la ropa de cama y proporcionar cuidados bucales para evitar la sequedad. Todos estos gestos contribuyen a mejorar la calidad de vida del paciente en sus últimos momentos.

El apoyo emocional también es fundamental para el papel del cuidador en esta transición. La transición a los cuidados paliativos puede ser difícil de aceptar para el paciente, si está consciente, y para su familia. La presencia constante y afectuosa del cuidador proporciona un consuelo inestimable. A menudo son ellos los que escuchan, tranquilizan, se toman el tiempo de responder a las preguntas o simplemente permanecen al lado del paciente cuando lo necesitan. Su presencia tranquila y discreta ayuda a aliviar la ansiedad que puede provocar el final de la vida, tanto en el paciente como en sus seres queridos. Este papel de **apoyo moral** es esencial, ya que contribuye a crear un ambiente más sereno y a humanizar un proceso que a veces puede parecer frío y técnico.

El cuidador es también un **intermediario clave** entre el equipo médico, el paciente y sus familiares. La comunicación en cuidados paliativos es crucial, ya que las familias suelen tener muchas preguntas sobre la evolución del paciente, los cuidados prestados y las decisiones tomadas. Aunque el cuidador no es responsable de los aspectos médicos, puede desempeñar un papel fundamental a la hora de **transmitir información** y aclarar los cuidados prestados. Puede responder a preguntas prácticas, explicar determinados procedimientos y dirigir a la familia al equipo asistencial para obtener respuestas más concretas. Al crear este vínculo de confianza con las familias, el auxiliar de enfermería **contribuye** a **facilitar el diálogo** y a tranquilizar a los seres queridos en momentos de incertidumbre.

Los cuidadores también deben prestar especial atención **al respeto de los deseos de los pacientes** y sus familias durante esta fase. En la medida en que los cuidados paliativos pretenden respetar la dignidad y los deseos del paciente, es importante que el cuidador adapte sus acciones y su actitud a las peticiones que se le hagan. Esto puede implicar el tratamiento del dolor, el respeto de determinadas creencias religiosas o espirituales, o el respeto de la intimidad del paciente y su familia. Debido a su estrecha relación con el paciente, los asistentes sanitarios están bien situados para garantizar que estos deseos se respeten en su atención diaria.

Por último, el auxiliar de cuidados tiene un papel que desempeñar en el **apoyo a los demás miembros del equipo asistencial.** La transición a los cuidados paliativos afecta no sólo a la familia del paciente, sino también a todo el personal médico, que puede enfrentarse a sentimientos de frustración o tristeza ante la imposibilidad de salvar al paciente. El auxiliar de enfermería, gracias a su experiencia de trabajar en estrecha colaboración con pacientes al final de la vida, puede contribuir a mantener un entorno de trabajo caracterizado por la **solidaridad y el apoyo mutuo.** Al compartir sus observaciones y trabajar en estrecha colaboración con enfermeros, médicos y otros cuidadores, contribuyen a garantizar un flujo fluido de los cuidados y a crear una atmósfera más humana y tranquilizadora.

Apoyo al final de la vida

        ◦   Ofrecer consuelo a los pacientes al final de su vida. Ofrecer **consuelo a los pacientes al final de la vida** es una misión esencial y profundamente humana para los cuidadores. En este delicado momento, el objetivo principal ya no es curar o prolongar la vida, sino **aliviar el dolor** y proporcionar un apoyo afectuoso, para que el paciente pueda superar esta etapa lo más serenamente posible. Es un enfoque holístico, que incorpora cuidados físicos, psicológicos, emocionales y a veces espirituales, para garantizar que el cuerpo del paciente se alivie y su mente esté en paz. Cada gesto, cada atención prestada a la comodidad de los pacientes al final de la vida, refleja un profundo respeto por su dignidad.

El primer aspecto fundamental de este enfoque se refiere **al tratamiento del dolor**. El dolor físico suele ser un componente importante del malestar de los pacientes al final de la vida, sobre todo de los que padecen enfermedades graves como cáncer o enfermedades neurodegenerativas. Aliviar este dolor es una prioridad absoluta. Para conseguirlo, se administran regularmente tratamientos analgésicos potentes, como opiáceos (morfina, fentanilo) u otros fármacos más específicos, para controlar el dolor. El auxiliar de enfermería, en colaboración con el equipo de enfermería, se asegura de que estos fármacos se administren correctamente y de que se evalúe continuamente el nivel de dolor del paciente. Se aseguran de que el dolor se controle adecuadamente e informan al equipo si es necesario hacer algún ajuste en el tratamiento.

Además de administrar la medicación, el auxiliar de enfermería participa en las **medidas de confort físico** que pueden proporcionar un alivio inmediato. El cambio regular de posición del paciente en la cama es esencial para prevenir las escaras, reducir la tensión muscular y mejorar la respiración. Los pacientes, que a menudo están confinados en la cama durante largos periodos, deben colocarse en posiciones que eviten los puntos de presión y favorezcan la comodidad. Por ejemplo, utilizando cojines para apoyar determinadas partes del cuerpo o ajustando la cama para proporcionar un mejor apoyo a la espalda y las piernas. Estos pequeños ajustes, cuando se hacen con cuidado, pueden contribuir en gran medida a mejorar el bienestar del paciente.

Una de las formas más sencillas e importantes de proporcionar confort es **el aseo diario**. Al final de la vida, es posible que los pacientes ya no puedan ocuparse de su propia higiene personal, y el auxiliar de cuidados desempeña aquí un papel de apoyo esencial. El aseo personal, realizado con delicadeza y respeto, ayuda a mantener al paciente limpio y fresco, al tiempo que fomenta una sensación de bienestar físico. También ayuda a prevenir la irritación de la piel y las infecciones, sobre todo en las zonas donde la piel es frágil o donde se utilizan dispositivos médicos (sondas, catéteres). El aseo se convierte así en un momento de atención no sólo física, sino también psicológica, en el que el asistente, con sus acciones, proporciona confort y dignidad.

Otro componente clave del confort al final de la vida es la **gestión de los síntomas** que suelen acompañar a esta fase. Los pacientes al final de la vida pueden sufrir **dificultades respiratorias**, **náuseas**, **sequedad de boca** o **estreñimiento** como consecuencia de la enfermedad o los tratamientos que han recibido. Los cuidadores deben estar especialmente atentos a estos síntomas y colaborar con el equipo para aliviarlos. Por ejemplo, pueden humedecer regularmente la boca del paciente para evitar la sequedad, darle enjuagues bucales para refrescar la cavidad bucal o ajustar el entorno garantizando una buena ventilación de la habitación para facilitar la respiración. Estos pequeños gestos contribuyen a mejorar considerablemente el confort del paciente.

El confort psicológico y emocional es otra dimensión esencial. Al final de la vida, los pacientes pueden sentir angustia, tristeza o miedo ante la inminencia de la muerte. Con su presencia atenta y empática, los auxiliares sanitarios pueden desempeñar un papel clave para calmar estas emociones. El simple hecho de escuchar, permanecer cerca del paciente, cogerle la mano o hablarle suavemente puede crear una atmósfera de calma y consuelo. A veces el paciente no quiere necesariamente hablar de su situación, pero la presencia tranquilizadora del asistente sanitario, aunque sea en silencio, puede bastar para calmar su ansiedad.

Ofrecer consuelo también significa respetar **los rituales y creencias** de los pacientes, sobre todo cuando están relacionados con el final de la vida. Algunos pacientes tienen prácticas religiosas o espirituales que son especialmente importantes para ellos en sus últimos momentos. Al conocer estas necesidades y respetarlas, los cuidadores pueden ayudar a crear un entorno propicio para la paz interior del paciente. Esto puede adoptar la forma de gestos sencillos, como organizar una reunión con un sacerdote, un imán u otro representante espiritual, o permitir que el paciente practique los rituales que son importantes para él.

La relación con la familia del paciente también es un elemento que no debe pasarse por alto en el confort general al final de la vida. Los familiares suelen sentirse ansiosos y tristes ante la idea de perder a un ser querido, y su bienestar repercute directamente en el del paciente. Facilitando la comunicación y creando un entorno propicio a la serenidad, el cuidador puede ayudar a la familia a sentirse más tranquila. Ofrecer a la familia tiempo de calidad con el paciente, en un ambiente tranquilo, respetuoso e íntimo, puede reforzar los vínculos y proporcionar un valioso apoyo emocional tanto al paciente como a sus seres queridos.

- ○ Apoyar a la familia en los últimos momentos: escuchar y estar presente.

Apoyar **a la familia en los últimos momentos de** la vida de un paciente es una tarea impregnada de gran delicadeza y profunda humanidad. Apoyar a los familiares, a menudo abrumados por la angustia y la tristeza de la pérdida inminente de un ser querido, requiere un enfoque afectuoso basado en la **escucha** y la **presencia**. Estos dos aspectos son esenciales para reconfortar a las familias en un momento en el que a menudo se sienten desamparadas e impotentes. Los cuidadores, en virtud de su estrecha relación con los pacientes y sus familias, desempeñan un papel clave en este periodo, al proporcionar una presencia tranquilizadora y una escucha activa, que pueden aliviar parte de la carga emocional de los seres queridos.

En esos momentos, **escuchar** es esencial. Las familias experimentan emociones intensas, que oscilan entre la tristeza, el miedo, la ira y la culpa. Cada miembro de la familia puede reaccionar de manera diferente, y es esencial acogerlos en toda la diversidad de sus sentimientos, sin juzgarlos. Escuchar activamente significa estar plenamente presente para ellos, permitiéndoles expresar sus emociones, sus miedos, sus preguntas y, a veces, incluso sus dudas o su enfado ante la situación. Al estar disponible y atento, el auxiliar de enfermería crea un espacio en el que la familia puede confiar, hacer preguntas o simplemente hablar del paciente, de sus recuerdos y de lo que significa para ellos. Esto ayuda a aliviar parte de la tensión emocional, y hace que se sientan comprendidos y apoyados en su terrible experiencia.

A veces, los seres queridos no necesitan respuestas o consejos inmediatos, sino simplemente alguien que les escuche. Por ello, en su papel de apoyo, los cuidadores deben ser pacientes y **guardar un silencio respetuoso**. Estar ahí, sin interrumpir, sin intentar llenar el vacío con palabras inútiles, permite a la familia sentir que se comparte su dolor y que se reconoce su angustia. Este silencio puede tener un efecto tranquilizador, ya que da a cada uno el espacio que necesita para expresar sus emociones o, al contrario, para vivirlas en silencio, pero con la certeza de que no está solo en este momento difícil.

Además de escuchar, **estar presente** es otro pilar fundamental de apoyo a las familias en sus últimos momentos. La simple presencia física de un cuidador, tranquilizadora y afectuosa, puede aportar un gran consuelo. No se trata sólo de "hacer", sino de "estar ahí", de ser una figura en la que los seres queridos pueden confiar. La presencia física y emocional del cuidador se convierte en un ancla para la familia en un momento de gran incertidumbre. A veces, la mera idea de saber que hay un cuidador cerca, listo para intervenir o responder a sus necesidades, basta para aliviar el sentimiento de soledad o impotencia que a menudo sienten las familias.

El cuidador también puede animar a la **familia a permanecer cerca del paciente**, a participar en los últimos momentos si así lo desean. Algunos familiares pueden ser reacios a acercarse al paciente por miedo a molestarle o por no saber cómo comportarse con un ser querido al final de la vida. El auxiliar de enfermería puede apoyarles mostrándoles que pueden estar junto al paciente, ya sea para cogerle la mano, hablarle o simplemente permanecer en silencio a su lado. Estos momentos son preciosos y pueden aportar una sensación de consuelo a ambas partes, la familia y el paciente. Aunque el paciente esté inconsciente o sea incapaz de responder, la presencia de sus seres queridos puede tranquilizarle y darle una sensación de seguridad.

El apoyo a la familia no consiste sólo en gestionar las emociones, sino que también puede incluir **apoyo práctico**. El cuidador puede responder a preguntas concretas sobre los cuidados prestados, los medicamentos administrados o los procedimientos aplicados. A veces, entender lo que ocurre desde el punto de vista médico ayuda a aliviar la ansiedad de los seres queridos y les da una sensación de control o claridad. Explicar, de forma sencilla y accesible, lo que se está haciendo por el paciente, los próximos pasos o lo que pueden esperar en las últimas horas, ayuda a reducir la ansiedad de lo desconocido. Esta transparencia en la comunicación es esencial para establecer un clima de confianza entre el equipo sanitario y la familia.

También es importante reconocer que el **apoyo emocional** prestado a la familia no termina en el momento de la muerte. Los últimos momentos de vida suelen ir seguidos de una fase de intensa emoción, en la que los seres queridos pueden sentirse perdidos, abrumados o en estado de shock. El cuidador puede seguir desempeñando un papel en este periodo, asegurándose de que la familia recibe apoyo y dispone de los recursos que necesita para afrontar la situación. Esto puede incluir gestos sencillos, como proporcionar un espacio tranquilo para que reflexionen, o remitir a la familia a servicios de apoyo psicológico o espiritual si es necesario.

Por último, es esencial que el cuidador sepa adaptarse a **cada situación familiar**, porque cada familia reacciona de forma diferente ante la pérdida. Algunas familias quieren permanecer unidas, cerca del paciente, mientras que otras prefieren distanciarse. Los cuidadores deben respetar estas opciones y ajustar su apoyo en función de las necesidades individuales. A veces esto significa permanecer discretos y retraídos, y otras veces significa estar más presentes, iniciar conversaciones u ofrecer apoyo tangible. Esta flexibilidad es crucial para garantizar que el apoyo prestado sea el que la familia espera o desea en este difícil momento.

- ○ Gestión de las emociones ante la muerte: cómo los cuidadores pueden protegerse y gestionar su propio estrés emocional.

Gestionar las emociones ante la muerte es un reto importante para los auxiliares sanitarios, que se enfrentan habitualmente a pacientes al final de su vida. Trabajar en un entorno hospitalario, especialmente en cuidados intensivos o paliativos, expone a los cuidadores a situaciones emocionalmente desafiantes en las que la muerte forma parte de la vida cotidiana. Ante estas experiencias repetidas, es esencial que los cuidadores desarrollen estrategias para **protegerse emocionalmente** y **gestionar su propio estrés**, con el fin de mantener su bienestar al tiempo que prestan unos cuidados de calidad. Saber cuidar de uno mismo es tan importante como cuidar de los demás, porque un cuidador abrumado por sus emociones corre el riesgo de perder la distancia necesaria para apoyar a los pacientes y sus familias de forma compasiva y eficaz.

El primer paso para gestionar las emociones es aceptar la **realidad de la muerte** como parte integrante de los cuidados. En nuestra sociedad, la muerte se percibe a menudo como un fracaso, pero en cuidados paliativos o al final de la vida, es importante comprender que la misión principal ya no es salvar, sino acompañar. Aceptar esta dimensión de la profesión permite comprender mejor el final de la vida, no como un fracaso, sino como una etapa natural. Esto ayuda a aliviar parte de la carga emocional que pueden sentir los cuidadores, especialmente cuando sienten que han "perdido" a un paciente. Esta toma de conciencia ayuda a transformar los cuidados en un proceso de apoyo respetuoso, en el que el alivio del dolor y la dignidad del paciente se convierten en objetivos en sí mismos.

A pesar de esta aceptación, es normal que los cuidadores se sientan emocionalmente afectados por la muerte, sobre todo cuando han invertido en la relación con el paciente y su familia. Es fundamental no **reprimir estas emociones**, sino reconocerlas y aceptarlas. La tristeza, la frustración e incluso la ira son emociones naturales en estas situaciones, y es importante no ignorarlas. Puede ser útil expresar estas emociones hablando con colegas o profesionales sanitarios. **Compartir experiencias** entre cuidadores es una forma muy beneficiosa de apoyo mutuo. Los colegas que viven las mismas realidades cotidianas pueden ofrecer un oído comprensivo y un espacio seguro para hablar. Hablar de la pérdida de un paciente, de las emociones sentidas o de las dificultades encontradas puede aliviar parte de la tensión emocional y hacer que uno se sienta menos solo ante esta carga.

Además de expresar sus emociones, es esencial que los cuidadores **establezcan límites** emocionales. Esto no significa volverse indiferente o insensible, sino aprender a encontrar un equilibrio entre la empatía y la protección personal. Significa estar ahí para el paciente y su familia, manteniendo una cierta distancia emocional para no sentirse abrumado. Esto puede implicar reconocer los propios límites emocionales y saber cuándo es el momento de dar un paso atrás. Por ejemplo, es importante no implicarse hasta el punto del agotamiento emocional ni sentirse

209

responsable más allá de su capacidad. Aprendiendo a diferenciar entre la empatía profesional y el apego emocional excesivo, los cuidadores pueden seguir prestando cuidados de calidad y preservar al mismo tiempo su propio bienestar.

Otra estrategia eficaz para gestionar el estrés emocional consiste en desarrollar **rituales personales** que marquen el final de un periodo difícil de atención. Estos rituales pueden ser sencillos pero simbólicamente poderosos: escribir en un diario, meditar, pasear por la naturaleza después del trabajo o incluso simplemente tomarse unos minutos de silencio para volver a centrarse. Estos momentos de vuelta a uno mismo ayudan a **hacer la** transición entre el trabajo y la vida personal, y permiten al cuidador "cerrar" emocionalmente el capítulo del día antes de volver a casa. Estas pausas permiten reconectar con uno mismo, dar un paso atrás y soltar el estrés acumulado.

El apoyo psicológico formal también puede desempeñar un papel crucial en la gestión del estrés emocional asociado a la muerte. Los hospitales y centros de cuidados intensivos o paliativos suelen ofrecer servicios de apoyo psicológico, como sesiones con psicólogos especializados en cuidados. Esto ofrece a los cuidadores un espacio para expresar sus sentimientos, comprender sus emociones y aprender a gestionarlas mejor. Las sesiones de psicoterapia o de grupos de apoyo les permiten explorar sus emociones en profundidad y aprender a desarrollar mecanismos de afrontamiento más resistentes ante la muerte repetida de pacientes. Esto ayuda a prevenir el riesgo de **agotamiento**, que puede producirse cuando el estrés emocional es demasiado intenso y no se trata.

También es importante **que** los cuidadores **cuiden su cuerpo** para poder gestionar mejor el estrés emocional. El estrés no es sólo mental, también tiene repercusiones físicas: tensión muscular, fatiga, problemas de sueño, etc. Cuidar el cuerpo mediante la práctica regular de ejercicio físico, una dieta equilibrada y un sueño adecuado ayudará a sobrellevar mejor el estrés emocional. El deporte, por ejemplo, es una excelente forma de liberar la tensión acumulada y recuperar el equilibrio emocional. Además, actividades como el yoga o la meditación pueden ayudar a calmar la mente y mejorar la gestión cotidiana del estrés.

Por último, una de las claves para gestionar tus emociones ante la muerte es cultivar **un sentido y una misión** en tu trabajo. Al final de la vida o en cuidados paliativos, los auxiliares sanitarios desempeñan un papel esencial de apoyo a los pacientes en un momento especialmente íntimo y vulnerable de sus vidas. Recordar la importancia de esta misión -estar presente, proporcionar alivio y acompañar a los pacientes en sus últimos momentos con dignidad- puede aportar una sensación de realización y satisfacción profesional. Ayuda a dar sentido a la difícil experiencia de la muerte y a valorar el trabajo realizado, incluso cuando el desenlace es inevitable.

Ética en los cuidados paliativos

- Los dilemas asociados a la interrupción del tratamiento y la limitación de los cuidados.

Los dilemas asociados a la interrupción del tratamiento y la limitación de los cuidados son momentos especialmente difíciles para los equipos sanitarios, los pacientes y sus familias. En cuidados intensivos o paliativos, llega un momento en que la continuación de un tratamiento curativo o intensivo puede parecer desproporcionada en relación con el estado del paciente y sus posibilidades de recuperación. Esta situación plantea complejas cuestiones éticas, médicas y emocionales, en las que el equipo asistencial debe navegar entre el respeto a los deseos del paciente, las consideraciones médicas y el deseo de preservar la dignidad del paciente al final de la vida. Estos dilemas suelen estar marcados por profundos interrogantes sobre **qué es lo correcto** y **hasta dónde hay que llegar** en la prestación de apoyo médico.

El primer aspecto de estos dilemas se refiere a la **relación beneficio-riesgo** de los tratamientos. Cuando un paciente está en cuidados intensivos, el objetivo del tratamiento es mantener vivas las funciones vitales que el organismo del paciente ya no puede realizar de forma autónoma. Sin embargo, cuando los tratamientos se vuelven demasiado invasivos, dolorosos o ya no ofrecen ninguna perspectiva realista de recuperación o mejora significativa, puede resultar pertinente preguntarse si dichos tratamientos siguen siendo beneficiosos. Por ejemplo, en los casos de fallo multiorgánico, en los que varios órganos dejan de funcionar correctamente, la reanimación puede mantener la vida artificialmente, pero sin ninguna esperanza de recuperación. Prolongar indefinidamente los cuidados intensivos puede percibirse entonces como una prolongación del sufrimiento en lugar de una auténtica ayuda.

Es aquí donde se plantea el dilema **de la obstinación terapéutica**. En medicina, el "sobretratamiento" consiste en continuar el tratamiento incluso cuando ya no beneficia al paciente, sino que simplemente prolonga la inevitable agonía. Los profesionales sanitarios deben evaluar constantemente si los cuidados dispensados mejoran realmente la calidad de vida del paciente o se limitan a retrasar lo inevitable. **El debate ético** en torno a la interrupción del tratamiento radica entonces en la capacidad de discernir cuándo es más humano limitar o interrumpir los cuidados. No es una decisión fácil, ya que implica reconocer que la medicina ha llegado a sus límites y que a veces es necesario aceptar el final de la vida en lugar de posponerlo artificialmente.

Otro aspecto delicado se refiere **al respeto de los deseos del paciente**. Cuando los pacientes pueden expresar sus deseos, pueden decidir por sí mismos si aceptan o no determinados tratamientos. Sin embargo, a menudo ocurre que el paciente ya no puede tomar esas decisiones, sobre todo en cuidados intensivos o en coma. En estas situaciones, deben tenerse en cuenta **las voluntades anticipadas** o los deseos expresados previamente por el paciente, pero su ausencia puede complicar el proceso de toma de decisiones. El dilema para el equipo médico pasa entonces a ser si los tratamientos actuales siguen siendo acordes con lo que el paciente habría querido, o si ha llegado el momento de pasar a un enfoque más paliativo.

Las familias también desempeñan un papel importante en este proceso de toma de decisiones. A menudo se les pide que decidan si continuar o no con los cuidados cuando el paciente ya no puede hacerlo. Esto coloca a los familiares en una posición extremadamente difícil, ya que tienen que tomar decisiones con consecuencias de largo alcance, mientras que a menudo ellos mismos se ven abrumados por el estrés y la emoción. No es infrecuente que surjan **disensiones** en el seno de las familias, entre quienes desean continuar el tratamiento, a veces por esperanza o por miedo a la pérdida, y quienes, por el contrario, quieren evitar un tratamiento excesivamente celoso. El papel del equipo médico, y en particular de los médicos y cuidadores, es facilitar el diálogo, proporcionar información clara y honesta sobre el estado del paciente y las perspectivas reales de tratamiento, y ayudar a las familias a **tomar decisiones con conocimiento de causa**.

La comunicación con la familia es, por tanto, un elemento clave en la gestión de estos dilemas. Es esencial explicar claramente las **alternativas médicas, las consecuencias de las distintas opciones** y responder a todas las preguntas con transparencia. Los médicos también deben ser capaces de explicar los conceptos de **cuidados proporcionados** y **desproporcionados**. La atención proporcionada es la que aporta un beneficio claro al paciente, sin ser excesivamente invasiva o dolorosa, mientras que la atención desproporcionada es la que simplemente se añade al curso del tratamiento sin ninguna esperanza de beneficio. Esta distinción suele ayudar a las familias a comprender mejor las razones por las que puede considerarse la posibilidad de interrumpir o limitar el tratamiento.

El papel del equipo médico en estos momentos de decisión es, por tanto, doble: por un lado, debe **apoyar a la familia** y los allegados del paciente en su comprensión de la situación y ayudarles a formular sus expectativas, y por otro, debe velar por que se preserve la **dignidad del paciente**. Los cuidadores deben velar por que el tratamiento en curso no sea fuente de sufrimiento innecesario y por que el paciente reciba apoyo en condiciones humanas y respetuosas. Cuando se decide interrumpir el tratamiento, esto no significa que cesen los cuidados, sino que se reorientan hacia un enfoque **paliativo**, en el que el alivio del dolor, el confort y el apoyo psicológico pasan a ser las prioridades.

También es importante entender que, incluso cuando se toma la decisión de limitar los cuidados, esto no significa que **se haya abandonado al paciente**. El objetivo de los cuidados paliativos, que pueden seguir al cese del tratamiento curativo, es garantizar que el final de la vida sea lo más tranquilo posible, sin sufrimiento excesivo y de acuerdo con los deseos del paciente. Este enfoque permite acompañar a los pacientes en sus últimos momentos con dignidad, aliviando el dolor, ocupándose de su confort físico y proporcionando apoyo emocional a sus seres queridos.

Por último, estas decisiones médicas suelen estar enmarcadas por **consideraciones éticas** y jurídicas. En muchos países existen protocolos y comités de ética que pueden consultarse cuando se plantea un dilema sobre la limitación de la asistencia. Estos organismos ayudan a los equipos sanitarios a reflexionar sobre las mejores prácticas, a evaluar si las decisiones respetan los derechos de los pacientes y a garantizar que la interrupción del tratamiento se ajusta a la ética médica. Respetar los deseos del paciente, evitar el exceso de celo en el tratamiento y preservar la dignidad son los fundamentos en los que se basan estas decisiones, pero siempre deben tomarse en consulta con todos los implicados, desde la familia hasta el equipo sanitario.

○ Implacabilidad terapéutica frente a apoyo al paciente.

La implacabilidad terapéutica y el **apoyo al paciente** representan dos enfoques fundamentalmente distintos de la atención a los pacientes en fase crítica o al final de la vida. Mientras que la agresividad terapéutica implica la continuación de los tratamientos médicos considerados desproporcionados, el apoyo al paciente se centra en el respeto de la dignidad y los deseos del paciente, y en la mejora de su calidad de vida. Estos dos enfoques reflejan concepciones diferentes del papel de la medicina en un momento en que la curación ya no es un objetivo realista.

La obstinación terapéutica, también conocida como **obstinación irrazonable**, se refiere a la administración de tratamientos médicos que prolongan artificialmente la vida de un paciente sin ninguna esperanza real de recuperación o mejora de la calidad de vida. En otras palabras, se trata de mantener a toda costa las funciones biológicas del organismo, incluso cuando los tratamientos ya no aportan beneficios significativos o contribuyen a agravar el sufrimiento. El término evoca una situación en la que la medicina se centra únicamente en la supervivencia biológica del paciente, sin tener en cuenta el sufrimiento que esto puede causar, ni la perspectiva de la muerte como proceso natural.

El ensañamiento terapéutico se observa a menudo en situaciones en las que se mantiene a los pacientes con **ventilación mecánica**, se les administran **tratamientos invasivos** o se les infunden fármacos potentes, aunque se considere que su estado está irremediablemente comprometido. Estas situaciones pueden darse en cuidados intensivos, donde la medicina dispone de tecnologías avanzadas que permiten mantener funciones vitales como la respiración o la circulación sanguínea, incluso cuando los órganos internos están fallando gravemente. A veces, un tratamiento agresivo es el resultado de un exceso de esperanza por parte de la familia o los cuidadores, o del miedo a "rendirse" ante la enfermedad. Sin embargo, este enfoque puede acabar privando a los pacientes de un final de vida tranquilo y respetuoso, al someterlos a tratamientos dolorosos o invasivos que prolongan el sufrimiento innecesariamente.

En cambio**el , apoyo al paciente** hace hincapié en el respeto a la persona, su comodidad y su dignidad, sobre todo cuando queda claro que la medicina ya no puede curar o prolongar la vida en condiciones aceptables. El apoyo, que incluye **los cuidados paliativos**, consiste en reconocer los límites de los tratamientos curativos y orientar la atención hacia el tratamiento integral del paciente, centrándose en el alivio del dolor, el tratamiento de los síntomas y el apoyo psicológico y emocional.

Apoyar a los pacientes al final de la vida es un enfoque que reconoce que **la calidad de vida** tiene prioridad sobre la duración de la misma. En lugar de intentar mantener la vida a toda costa, el objetivo es **preservar la dignidad del** paciente, proporcionarle un entorno tranquilo que respete sus deseos y minimizar su sufrimiento. Esto puede incluir la administración de **analgésicos potentes** para aliviar el dolor, el tratamiento de síntomas como la dificultad respiratoria y la prestación de apoyo psicológico para calmar la ansiedad ante la inminencia de la muerte.

Sin embargo, el apoyo no significa abandonar al paciente. Al contrario, es una forma de asistencia tan rigurosa como la medicina curativa, pero con un enfoque diferente. **Los cuidados paliativos**, por ejemplo, se centran en un enfoque multidisciplinar en el que el equipo sanitario (médicos, enfermeras, auxiliares, psicólogos) trabaja conjuntamente para garantizar que se tienen en cuenta las necesidades físicas, emocionales y espirituales del paciente. La familia también está incluida en este enfoque, ya que el apoyo concierne tanto al paciente como a sus seres queridos, que necesitan apoyo para aceptar y superar este difícil periodo.

Uno de los principios fundamentales de la asistencia es respetar **los deseos** del **paciente**. Cuando el paciente es capaz de expresarse, deben tenerse en cuenta sus deseos en relación con el final de la vida: ¿desea continuar con un tratamiento intensivo o prefiere interrumpir los cuidados invasivos y concentrarse en el confort? Si el paciente dispone de **voluntades anticipadas** por escrito, deben respetarse estos documentos, ya que reflejan sus elecciones en materia de cuidados en caso de situación crítica. Como parte del apoyo proporcionado, el equipo asistencial ayuda a garantizar que se respeten estos deseos, incluso si esto significa limitar o detener determinados tratamientos.

El dilema entre **prolongar la vida** y **apoyar al paciente** es a menudo fuente de reflexión ética. Por un lado, la medicina moderna ha desarrollado poderosos medios para prolongar la vida, pero también debe reconocer sus **limitaciones**. Cuando el tratamiento ya no es beneficioso para el paciente, sino que se limita a prolongar su sufrimiento, el apoyo se convierte en un enfoque más respetuoso. Esto significa comprender que **el final de la vida es una etapa natural**, y que la medicina a veces debe retirarse para dejar paso a unos cuidados más humanos que tengan en cuenta no sólo el cuerpo, sino también la mente y el alma del paciente.

Cuando se enfrentan a estas situaciones, los cuidadores a menudo tienen que tomar decisiones difíciles, sopesando **los beneficios reales del tratamiento** frente al sufrimiento que puede causar. También deben mostrar empatía, no sólo por el paciente, sino también por su familia, que a veces puede estar en negación o demasiado esperanzada. El soporte es un enfoque en el que el equipo sanitario, con la ayuda de las familias, trabaja para **proporcionar un final de vida digno y tranquilo**, evitando intervenciones innecesarias y centrándose en el bienestar del paciente.

- ◦ Decisiones compartidas con la familia y el equipo médico.

Las decisiones compartidas con la familia y el equipo médico son un aspecto fundamental de la atención a los pacientes en fase crítica o al final de la vida. Estas decisiones, a menudo complejas y cargadas de consecuencias, se refieren a cuestiones cruciales como continuar o no con el tratamiento, a qué cuidados dar prioridad y cómo apoyar al paciente. El proceso de **toma de decisiones compartida** se basa en un diálogo abierto y transparente entre todos los implicados: médicos, cuidadores, pacientes (cuando son capaces de expresarse) y sus familiares. El objetivo es llegar a decisiones que respeten los valores y deseos del paciente, teniendo en cuenta al mismo tiempo los consejos médicos, la realidad clínica y el apoyo emocional prestado a los familiares.

Uno de los primeros principios de este enfoque es el **respeto de la autonomía del paciente**. Cuando el paciente es capaz de expresarse y participar en las discusiones, debe estar en el centro del proceso de toma de decisiones. El papel del equipo médico es proporcionar **información clara y completa** sobre el estado de salud del paciente, las opciones de tratamiento disponibles y los riesgos y beneficios de cada opción. Es esencial que los pacientes comprendan esta información para que puedan tomar decisiones informadas sobre su propia salud. En algunas situaciones, el paciente puede preferir limitar los cuidados intensivos en favor de un enfoque paliativo que priorice el confort en lugar de prolongar la vida a toda costa.

Sin embargo, en muchos casos, sobre todo en cuidados intensivos o cuando el paciente está inconsciente, éste ya no puede tomar decisiones. La responsabilidad de estas elecciones recae entonces en el **equipo médico** y la **familia**, que deben colaborar estrechamente para decidir el tratamiento a seguir. Se trata de una situación delicada, ya que a menudo implica navegar entre los **supuestos deseos del** paciente, los consejos médicos y las emociones de sus seres queridos. En esos momentos, la noción de **toma de decisiones compartida** adquiere toda su importancia.

El equipo médico desempeña un papel central como **experto en la situación clínica**. Son responsables de evaluar el estado del paciente, proponer opciones de tratamiento basadas en los datos médicos e informar a la familia sobre las perspectivas de recuperación o la progresión de la enfermedad. Esta información debe presentarse de forma honesta y transparente, para que la familia pueda comprender la realidad de la situación y las posibles opciones. Esto incluye debates sobre la **proporcionalidad de los cuidados**, es decir, el equilibrio entre los beneficios y los riesgos de los tratamientos previstos, y sobre los límites de la medicina en una situación en la que las posibilidades de recuperación o mejora son mínimas.

El diálogo con la familia es una **etapa clave** en este proceso. Los familiares, que a menudo están muy familiarizados con los valores y deseos del paciente, son socios esenciales en el proceso de toma de decisiones. El equipo médico debe mostrar empatía y sensibilidad para escuchar las preocupaciones y deseos de los familiares. La familia puede aportar información valiosa sobre las preferencias del paciente, basándose en conversaciones anteriores o en las **voluntades anticipadas** si se han redactado. Estas directivas permiten conocer los deseos del paciente en materia de cuidados en caso de incapacidad para expresarse, y deben respetarse en la medida de lo posible.

En los casos en que no existen voluntades anticipadas, la familia suele enfrentarse a la dificultad de tomar decisiones en nombre del paciente. Esto puede provocar estrés, confusión e incluso conflictos en el seno de la familia, sobre todo si existen opiniones divergentes sobre lo que debe hacerse. El papel del equipo médico es **facilitar la comunicación** y guiar a la familia a lo largo del proceso. Al ofrecer un espacio para el diálogo respetuoso, el equipo sanitario puede ayudar a **aclarar las prioridades** y orientar el debate hacia una toma de decisiones compartida, en la que las necesidades y los deseos del paciente sigan siendo el centro de atención.

Uno de los dilemas frecuentes en estas decisiones compartidas se refiere a la **interrupción o limitación de los tratamientos intensivos**. Cuando el estado del paciente no mejora a pesar de los cuidados intensivos, o cuando los tratamientos resultan desproporcionados en relación con el sufrimiento que pueden causar, puede plantearse la posibilidad de interrumpir determinadas intervenciones invasivas, como la ventilación mecánica o las infusiones de fármacos potentes. Estas decisiones suelen ser difíciles de aceptar para las familias, que pueden esperar una mejoría o negar la gravedad de la situación. Por ello, el equipo médico debe ser educativo y empático a la hora de explicar los **límites de la medicina**, respetando al mismo tiempo el tiempo necesario para que la familia asimile esta información y acepte la realidad.

Otro aspecto importante de la toma de decisiones compartida es **tener en cuenta la dimensión emocional**. Para las familias, tomar decisiones sobre la vida o la muerte de un ser querido es una prueba extremadamente difícil. Pueden verse abrumados por sentimientos de culpa, impotencia o tristeza, que afectan a su capacidad para tomar decisiones racionales. El equipo sanitario no sólo debe proporcionar información médica, sino también **apoyo emocional** para acompañar a la familia durante este periodo. Esto puede incluir la participación de psicólogos, trabajadores sociales o representantes religiosos o espirituales, en función de los deseos de la familia y las creencias del paciente.

La comunicación continua es fundamental en el proceso de toma de decisiones compartida. No se trata de una discusión puntual, sino de un **diálogo permanente** entre el equipo médico y la familia, que evoluciona en función del estado del paciente y de los nuevos datos médicos. Las decisiones deben reevaluarse periódicamente, en función de la evolución clínica, y la familia debe ser informada permanentemente de los cambios de la situación. Este planteamiento ayuda a crear un **clima de confianza** entre cuidadores y familiares, y garantiza que las decisiones tomadas son el resultado de un proceso de colaboración en el que todos han podido expresar sus opiniones y emociones.

Capítulo 8

Las especificidades de los cuidados intensivos pediátricos

Las peculiaridades del cuidado del niño crítico

∘ Diferencias fisiológicas y psicológicas en el cuidado de los niños.

El cuidado de los niños en el entorno médico, y más concretamente en cuidados intensivos o reanimación, presenta importantes **diferencias fisiológicas y psicológicas** en comparación con el de los adultos. Estas diferencias influyen no sólo en la forma en que los cuidadores intervienen médicamente, sino también en la forma en que proporcionan apoyo emocional a los niños y a sus familias. Por lo tanto, es esencial comprender las características fisiológicas y psicológicas específicas de los niños si queremos adaptar los cuidados a sus necesidades y ofrecerles un entorno asistencial seguro y empático.

Diferencias fisiológicas

Los niños, en particular **los lactantes y los niños pequeños**, tienen características fisiológicas que afectan a su respuesta a las enfermedades, los tratamientos y las intervenciones médicas. Una de las principales características de los niños es su **inmadurez fisiológica**, lo que significa que muchos sistemas corporales, como el inmunitario, el respiratorio y el cardiovascular, no están plenamente desarrollados.

1. **Sistema respiratorio**: El sistema respiratorio de los niños, especialmente de los lactantes, aún está en desarrollo. Sus vías respiratorias son más pequeñas y estrechas, lo que les hace más vulnerables a **las obstrucciones** (como infecciones o alergias) y a enfermedades respiratorias como la bronquiolitis. Su diafragma, el principal músculo respiratorio, también está menos desarrollado, lo que dificulta la respiración en situaciones críticas. Por tanto, **la vigilancia respiratoria** es esencial en los niños, y los cuidadores deben ajustar los tratamientos en consecuencia, por ejemplo utilizando equipos de ventilación adaptados a su morfología.

2. **Sistema cardiovascular**: **El corazón y los vasos sanguíneos** de los niños funcionan de forma diferente a los de los adultos. Los niños tienen una frecuencia cardiaca más alta que los adultos, lo cual es una respuesta natural a su metabolismo más rápido. Además, su capacidad para compensar un fallo cardíaco es más limitada. Por ejemplo, en caso de shock hipovolémico o pérdida importante de líquidos, su sistema cardiovascular puede deteriorarse muy rápidamente. Por ello, es fundamental detectar precozmente los signos de insuficiencia cardiovascular en los niños e intervenir con tratamientos adecuados a su peso y edad.

3. **Metabolismo y gestión de los medicamentos**: **El metabolismo** de los niños es más rápido que el de los adultos, lo que influye en la forma en que metabolizan los medicamentos. Las dosis de los medicamentos deben ajustarse a su peso corporal, ya que una dosis inadecuada puede tener efectos secundarios graves. Los niños, sobre todo los lactantes, son más susceptibles de sufrir sobredosis o efectos tóxicos de ciertos medicamentos. En consecuencia, la atención pediátrica requiere una vigilancia adicional en cuanto al cálculo de las dosis, la administración y el seguimiento de los efectos de los medicamentos.

4. **Sistema inmunitario: el sistema inmunitario de los niños** aún está madurando, especialmente en los lactantes, lo que les hace más vulnerables a las infecciones. Sus respuestas inmunitarias suelen ser más impredecibles y pueden desarrollar rápidamente cuadros infecciosos graves. Las infecciones respiratorias o digestivas, por ejemplo, pueden degenerar rápidamente en septicemia en los niños pequeños. Esta vulnerabilidad exige una estrecha vigilancia de los síntomas infecciosos y una respuesta rápida si aparecen signos de infección.

Diferencias psicológicas

Además de sus características fisiológicas, **la atención psicológica** a los niños es fundamentalmente distinta de la que reciben los adultos. Los niños aún no tienen la madurez emocional o cognitiva necesaria para comprender plenamente lo que les ocurre, lo que puede provocarles miedos intensos o una sensación de pérdida de control.

1. **Capacidad de comprensión**: Dependiendo de su edad, la capacidad de los niños para comprender enfermedades, tratamientos e intervenciones médicas varía enormemente. Los niños pequeños pueden no entender por qué se les hospitaliza o por qué se les somete a procedimientos dolorosos. Esto puede provocarles **miedo, ansiedad** e incluso reacciones de pánico. Por tanto, la atención pediátrica debe incluir una **comunicación adecuada a la edad**, explicando los procedimientos de forma sencilla y tranquilizadora. Utilizar palabras que entiendan y prepararles para lo que va a ocurrir puede ayudarles a afrontar mejor la situación.

2. **Ansiedad de separación**: Los niños pequeños, especialmente los lactantes, son muy sensibles a la **separación de sus padres**. La hospitalización, especialmente en las unidades de cuidados intensivos, donde el entorno es desconocido y a veces aterrador, puede generar una importante ansiedad por separación. Para minimizar esta ansiedad, es esencial fomentar al máximo **el contacto con los** padres, permitiéndoles estar presentes con su hijo, incluso en cuidados intensivos, y participar en los cuidados cuando proceda. La presencia de los padres ofrece al niño una fuente de consuelo y seguridad, reduciendo así la ansiedad asociada a la hospitalización.

3. **Tratamiento del dolor**: Los niños perciben el dolor de forma diferente a los adultos, y su **tolerancia al dolor**

suele ser menor. Por lo tanto, es crucial evaluar y tratar adecuadamente el dolor en los niños hospitalizados, utilizando escalas de dolor apropiadas para su edad y tratamientos analgésicos adecuados. El dolor no tratado no sólo puede causar angustia inmediata, sino que también puede dejar secuelas emocionales y psicológicas a largo plazo, sobre todo si el niño asocia el hospital con una experiencia traumática.

4. **Apoyo emocional**: **El apoyo emocional** a los niños hospitalizados es vital. Los niños necesitan puntos de referencia, rutinas y momentos de juego para sentirse seguros. En un entorno médico, es esencial crear un espacio tranquilizador donde los niños puedan expresar sus emociones, jugar y tener interacciones sociales normales a pesar de los cuidados. Los cuidadores deben estar atentos a estas necesidades e incluir momentos de juego terapéutico o actividades adaptadas para distraer al niño y reducir su estrés.

5. **El papel de los padres en el cuidado**: Los padres desempeñan un papel central en el cuidado de los niños. Su presencia e implicación en el proceso de atención son factores importantes para tranquilizar al niño. También son importantes transmisores de información, porque conocen mejor que nadie los hábitos, las reacciones y las necesidades específicas de su hijo. Incluir a los padres en las decisiones médicas y ofrecerles apoyo psicológico es, por tanto, esencial para garantizar unos cuidados óptimos. El apoyo psicológico a los padres también puede ser necesario, ya que ellos mismos se enfrentan a menudo a un intenso estrés, preocupación o culpabilidad por la enfermedad de su hijo.

○   Tratamiento del dolor y la ansiedad en niños ingresados en cuidados intensivos.

Controlar el dolor y la ansiedad de los niños ingresados en cuidados intensivos es una parte esencial de la atención pediátrica. Los niños hospitalizados en estos departamentos se enfrentan a menudo a situaciones médicas complejas, acompañadas de tratamientos invasivos y potencialmente traumáticos. Además del dolor físico causado por la enfermedad o los procedimientos, pueden experimentar una ansiedad significativa relacionada con el entorno hospitalario, la separación de sus padres o el miedo a lo desconocido. Por lo tanto, un tratamiento adecuado y específico del dolor y la ansiedad es esencial para aliviar su sufrimiento y proporcionarles un entorno asistencial más tranquilizador.

Tratamiento del dolor en niños ingresados en cuidados intensivos

El dolor en los niños suele subestimarse o evaluarse mal, porque su capacidad para expresarlo varía en función de su edad, desarrollo y comprensión. En cuidados intensivos, donde las intervenciones son frecuentes (punciones, intubaciones, procedimientos quirúrgicos), el tratamiento del dolor debe ser riguroso, continuo y adaptado a cada niño.

1. **Evaluación del dolor**: Antes de tratar el dolor, es esencial **medirlo y evaluarlo** de forma adecuada a la edad del niño. Para ello se utilizan una serie de herramientas y escalas específicas:

    ○   En **lactantes** y niños pequeños, que no pueden verbalizar su dolor, utilizamos escalas basadas en la observación del **comportamiento** (llanto, muecas, agitación) como la escala FLACC (Cara, Piernas, Actividad, Llanto, Consolabilidad).

○ Para los niños mayores, pueden utilizarse **escalas de autoevaluación**, como la escala de caras (Wong-Baker FACES), en la que el niño elige una cara correspondiente a su experiencia de dolor. Estas herramientas proporcionan la evaluación objetiva y periódica necesaria para adaptar el tratamiento.

2. **Tratamiento farmacológico del dolor**: El tratamiento del dolor en cuidados intensivos se basa en un **enfoque multimodal**, que combina distintos tipos de medicación en función del nivel y la naturaleza del dolor.

○ **Los analgésicos** básicos, como el paracetamol, se utilizan para el dolor leve o moderado.

○ Para el dolor más intenso, en el postoperatorio o tras procedimientos invasivos, se utilizan **opiáceos** (como la morfina o el fentanilo), ajustados según el peso del niño y administrados con cuidado para evitar efectos secundarios.

○ En algunos casos, pueden utilizarse **anestésicos locales** o **bloqueos nerviosos** para limitar el dolor en una zona específica. La vigilancia estrecha de los efectos secundarios (depresión respiratoria, somnolencia) es esencial en los niños, debido a su sensibilidad a los fármacos. También es importante ajustar las dosis en función de la evolución del dolor y del estado clínico.

3. **Métodos no farmacológicos**: además de los tratamientos farmacológicos, a menudo se utilizan **métodos no farmacológicos** para aliviar el dolor. Estos métodos son especialmente eficaces con los niños, ya que pueden desviar su atención del dolor y reducir su ansiedad:

○ **La distracción** con juegos, vídeos, libros o tabletas digitales puede ayudar a centrar la atención del niño en algo que no sea el dolor.

- La **relajación y la respiración** también son técnicas utilizadas, sobre todo en niños mayores, para reducir la tensión corporal y controlar mejor el dolor.
- La **hipnosis médica** puede ser una opción eficaz, sobre todo en situaciones en las que el dolor es recurrente o se alivia mal con medicación. La hipnosis ayuda a los niños a cambiar su percepción del dolor mediante imágenes mentales positivas. Estos enfoques no sólo reducen el dolor percibido, sino que también dan al niño una forma de control sobre la situación.

Manejo de la ansiedad en niños en cuidados intensivos

La ansiedad suele estar presente en los niños hospitalizados en cuidados intensivos, debido a la propia naturaleza de esta sala: un entorno lleno de equipos médicos, ruido constante y cuidadores que llevan a cabo procedimientos a veces impresionantes o dolorosos. **La** ansiedad también puede verse exacerbada **por la separación de los padres**, la incomprensión de la situación o el miedo a la enfermedad. Controlar esta ansiedad es esencial, ya que puede repercutir en la salud emocional del niño y dificultar los cuidados.

1. **Crear un entorno tranquilizador**: El entorno de cuidados intensivos, aunque medicalizado, puede **adaptarse para reducir la ansiedad** del niño. Esto implica :

   - **La presencia de los padres**: en la medida de lo posible, es esencial permitir que los padres estén con su hijo. Su presencia es una fuente de consuelo, ya que ofrecen una sensación de seguridad. En cuidados intensivos, los padres también pueden participar en algunos cuidados no técnicos, como coger a su hijo de la mano o hablarle durante los procedimientos.

○ **Personalizar el espacio**: añadir objetos familiares, como juguetes, peluches o mantas de casa, ayuda a que el entorno provoque menos ansiedad al niño.

○ **Evitar el aislamiento**: cuando el estado de salud del niño lo permita, es importante fomentar la interacción con otros niños o, al menos, proporcionarles cierta estimulación social y cognitiva a través del juego, los cuentos o la música.

2. **Comunicación adaptada a la edad**: una de las principales causas de ansiedad en los niños es **no entender** lo que les pasa. Es fundamental adaptar la comunicación a la edad y el desarrollo cognitivo del niño.

○ En el caso de los pacientes más jóvenes, es esencial explicarles de forma sencilla lo que va a ocurrir, utilizando palabras que entiendan. Por ejemplo, en lugar de hablar de "intubación", decir que vas a "ayudarles a respirar mejor con un pequeño tubo" puede reducir su aprensión.

○ En el caso de los niños mayores, **unas explicaciones sinceras y tranquilizadoras** sobre su enfermedad y los próximos procedimientos pueden ayudarles a aceptar el tratamiento más fácilmente. Es importante darles la oportunidad de hacer preguntas y responder con franqueza.

○ El uso de **ayudas visuales** como dibujos o vídeos explicativos adecuados a la edad también puede ayudar a preparar a los niños para los procedimientos médicos y reducir su ansiedad.

3. **Apoyo emocional**: en cuidados intensivos, el apoyo emocional a los niños es tan importante como los cuidados físicos. El personal de cuidados debe **estar atento a los signos de malestar emocional** y ofrecer apoyo

psicológico si es necesario. Los psicólogos hospitalarios pueden desempeñar un papel clave en el apoyo a los niños, ayudándoles a expresar sus miedos y ofreciéndoles técnicas para controlar su ansiedad.

○ También pueden organizarse sesiones **de juego terapéutico** para ayudar a los niños a expresar sus sentimientos y comprender mejor lo que están experimentando. Estos juegos, a veces dirigidos por terapeutas o enfermeras pediátricas, también pueden incluir marionetas o juguetes médicos para escenificar ciertos procedimientos médicos.

4. **Sedación suave si es necesario**: En algunos casos, cuando un niño está extremadamente ansioso y los métodos no farmacológicos no son suficientes, se puede considerar la **sedación suave** para ayudarle en momentos particularmente estresantes, como un procedimiento invasivo o un examen. Esta sedación debe utilizarse de forma selectiva, siempre bajo la estricta supervisión del equipo médico, para reducir el estrés sin comprometer la seguridad del niño.

El papel de los padres en el cuidado de los niños

○ Trabajar en equipo con la familia: la importancia de la participación de los padres.

Trabajar en equipo con la familia, y en particular **implicar a los padres**, es un aspecto crucial de la atención a los niños hospitalizados, sobre todo en cuidados intensivos. La hospitalización de un niño es un acontecimiento traumático no sólo para el niño, sino también para los padres, que a menudo se ven sumidos en un sentimiento de miedo, incertidumbre e impotencia ante la situación. Implicar a los padres no sólo ayuda a **reducir** la **ansiedad** del **niño**, sino que también **aumenta la**

eficacia de los cuidados al convertir a la familia en un actor clave del proceso asistencial. La estrecha colaboración entre cuidadores y padres ayuda a crear un entorno más seguro, mejor adaptado a las necesidades del niño y más respetuoso con su bienestar emocional y físico.

La importancia de la participación de los padres

1. **Confort y seguridad emocional para el niño**: El hospital, y más aún la unidad de cuidados intensivos, puede ser un lugar extraño, aterrador y desestabilizador para un niño, sobre todo si su estado requiere cuidados prolongados o dolorosos. En este contexto, la presencia de los padres es una **fuente esencial de consuelo**. La familiaridad y la seguridad emocional que proporcionan los padres ayudan a los niños a tolerar mejor las intervenciones médicas, superar sus miedos y encontrar una sensación de estabilidad en un entorno médico. La simple presencia de uno de los padres, ya sea cogiendo de la mano al niño, hablándole suavemente o participando en los cuidados no técnicos, puede reducir significativamente el estrés y la ansiedad.

    La proximidad física entre el niño y sus padres, siempre que sea posible, es también una estrategia eficaz para controlar el dolor y la ansiedad. Los estudios demuestran que la presencia de los padres reduce la necesidad de analgésicos o sedación en algunos niños, ya que su mera presencia contribuye a **calmarlos** y **tranquilizarlos**. Por eso, incluso en cuidados intensivos, es esencial permitir que los padres estén presentes con su hijo tanto como sea posible, respetando al mismo tiempo las necesidades clínicas.

2. **Transmitir información esencial**: los padres suelen ser **los mejores expertos** de sus hijos. Conocen sus hábitos, su comportamiento, sus preferencias, sus miedos y sus reacciones. Este profundo conocimiento de su hijo tiene un valor incalculable para el equipo asistencial, ya que les

permite adaptar los cuidados y las intervenciones a las necesidades del niño. Los padres pueden señalar cambios sutiles en el comportamiento de su hijo, signos de dolor o malestar que los cuidadores podrían no percibir inmediatamente, sobre todo en situaciones en las que el niño es demasiado pequeño o está demasiado enfermo para expresar sus necesidades.

Además, los padres pueden ayudar al equipo médico a conocer **el historial médico** de su hijo, sus tratamientos anteriores y sus posibles alergias, lo que facilita la toma de decisiones médicas. Este intercambio bidireccional de información mejora la calidad de la atención, reduce el riesgo de errores y permite al equipo sanitario responder con mayor precisión a las necesidades del niño.

3. **Colaboración en la toma de decisiones**: implicar a los padres en las decisiones médicas es un elemento fundamental del modelo de atención centrada en la familia. Las decisiones sobre la salud de un niño, como qué tratamientos seguir, qué intervenciones realizar o cómo limitar los cuidados, suelen ser trascendentales y difíciles de tomar. Trabajando en colaboración con el equipo médico, los padres pueden desempeñar un papel activo en el **proceso de toma de decisiones**, haciendo que se sientan incluidos y escuchados.

En algunas situaciones, los padres pueden tener opiniones o preferencias que reflejen mejor **los valores familiares** o las **creencias culturales**, y estas opiniones deben respetarse e incorporarse al cuidado del niño. Es necesaria una comunicación abierta y empática entre los cuidadores y los padres para debatir las distintas opciones de tratamiento, los riesgos y beneficios asociados, y las opciones al final de la vida cuando proceda. Implicar a los padres en estas decisiones garantiza que se respete **el interés superior del niño** de forma colaborativa, teniendo en cuenta al mismo tiempo el contexto familiar.

4. **Apoyo emocional a los padres**: Ante la enfermedad grave o la hospitalización de su hijo, los padres suelen verse sumidos en un intenso **sufrimiento emocional.** Pueden sentirse ansiosos, culpables, enfadados o profundamente impotentes. Trabajar con el equipo asistencial no sólo les permite estar informados e implicados en los cuidados, sino también recibir **apoyo psicológico y emocional.** Estar integrados en el proceso asistencial les da una sensación de **control**, esencial para su bienestar psicológico. Los cuidadores deben estar atentos a sus necesidades emocionales, explicándoles claramente los procedimientos, respondiendo a sus preguntas y apoyándoles en los momentos de duda o angustia. Se puede ofrecer apoyo psicológico a los padres para ayudarles a superar este difícil periodo, ayudándoles a sobrellevar su propio estrés sin dejar de ser fuertes para su hijo.

5. Continuidad de **los** cuidados **en casa**: la implicación de los padres en los cuidados hospitalarios también es crucial para preparar el **regreso a casa** y garantizar la continuidad de los cuidados. Cuando los niños salen de cuidados intensivos, pueden necesitar cuidados prolongados, tratamientos farmacológicos o un seguimiento regular en casa. Al haber participado activamente en los cuidados del niño en el hospital, los padres están mejor preparados para asumir estas responsabilidades cuando regresan a casa.

    El equipo sanitario debe asegurarse de que los padres reciben formación sobre los cuidados específicos que su hijo necesitará en casa, como el manejo de dispositivos médicos, la administración de medicación o el reconocimiento de los signos de complicaciones. Esta preparación reduce el riesgo de errores, tranquiliza a los padres y garantiza una transición más suave a un entorno menos médico. Además, al implicar a los padres desde el momento de la hospitalización, reforzamos su confianza en su capacidad para cuidar de su hijo, lo que es crucial para la rehabilitación o el seguimiento posterior a la hospitalización.

Colaboración entre cuidadores y padres: un modelo de atención centrado en la familia

El trabajo en equipo con la familia, y en particular con los padres, es parte integrante de la atención centrada en la familia, un modelo que reconoce que la **familia** es una parte esencial del proceso de curación del niño. En este modelo, la relación entre el equipo asistencial y los padres se basa en la **comunicación, la confianza y la cooperación**.

1. **Comunicación abierta**: una comunicación clara y periódica es esencial para generar confianza entre cuidadores y padres. Esto significa explicar los diagnósticos, los planes de tratamiento y los procedimientos médicos de forma accesible, escuchando al mismo tiempo las preocupaciones y preguntas de los padres. La comunicación transparente ayuda a reducir la ansiedad de los padres y les asegura que su hijo recibe la mejor atención posible.

2. **Respeto de los valores familiares**: Cada familia tiene sus propias creencias culturales, valores y prácticas que pueden influir en la forma en que desean que se cuide a su hijo. Respetar estos valores es esencial para establecer una relación de **confianza y respeto mutuo**. El equipo sanitario debe esforzarse por comprender estas particularidades e integrarlas en los cuidados, al tiempo que ofrece recomendaciones médicas fundamentadas.

3. **Participación activa de los padres**: Animar a los padres a participar activamente en los cuidados de su hijo, en función de sus competencias y necesidades médicas, favorece un enfoque más colaborativo. Ya sea lavando al niño, ayudándole con las comidas o simplemente velando por su comodidad, esta implicación refuerza el vínculo

234

padre-hijo y ayuda al niño a sobrellevar mejor la hospitalización.

    ◦   Apoyar a los padres en un momento de angustia.

Apoyar a los padres en un momento de angustia es un aspecto esencial de la atención médica, especialmente cuando su hijo está hospitalizado en un servicio crítico como cuidados intensivos. En estas situaciones, los padres experimentan un periodo de intenso estrés emocional, marcado por sentimientos de ansiedad, impotencia, culpabilidad y, a veces, desesperación. Ante estas profundas emociones, el equipo sanitario, y más concretamente los auxiliares de enfermería, enfermeros y médicos, desempeñan un papel vital no sólo como proveedores de atención médica para el niño, sino también como **apoyo psicológico y emocional** para los padres.

Apoyar a los padres angustiados requiere un **enfoque empático, respetuoso y atento**, porque cada padre reacciona de forma diferente ante la enfermedad o el sufrimiento de su hijo. Adoptando una actitud comprensiva y ofreciendo un espacio seguro para la expresión de emociones, el equipo sanitario puede aliviar considerablemente el sufrimiento de los padres y ayudarles a sobrellevar esta dura prueba.

Las necesidades emocionales de los padres en apuros

1. **Ansiedad y miedo a perder a su hijo**: Una de las principales emociones que sienten los padres de un niño hospitalizado en cuidados intensivos es el miedo a perderlo. Este miedo, a menudo omnipresente, va acompañado de una profunda ansiedad, sobre todo cuando el estado del niño es inestable o crítico. Los padres pueden tener dificultades para racionalizar la situación o comprender los complejos aspectos médicos, lo que refuerza su sensación de vulnerabilidad. Pueden hacerse

preguntas difíciles: *Se¿ pondrá bien mi hijo? ¿Funcionan los tratamientos?*

2. **Sentimiento de impotencia**: Cuando su hijo está hospitalizado, los padres pueden sentir una abrumadora sensación de impotencia. Están acostumbrados a proteger y cuidar de su hijo, pero en un entorno médico donde las máquinas y los cuidadores están a cargo de la salud de su hijo, pueden sentirse desposeídos de su función parental. Este sentimiento se ve a menudo exacerbado por la falta de comprensión de los aspectos médicos y la complejidad de los tratamientos de cuidados intensivos.

3. **Culpabilidad**: Muchos padres experimentan culpabilidad, que perciben como irracional pero que, sin embargo, está presente. Pueden culparse a sí mismos por no haber detectado antes los signos de la enfermedad, o por no haber sido capaces de proteger a su hijo de enfermedades o accidentes. Esta culpa, aunque a menudo infundada, puede convertirse en una carga emocional muy pesada de soportar.

4. **Frustración e ira**: Las situaciones de crisis también pueden generar frustración, sobre todo cuando los padres se enfrentan a decisiones difíciles o a una incertidumbre prolongada sobre el estado de su hijo. Pueden sentirse enfadados con el sistema médico, con el destino, o simplemente sentir una rabia sorda por la situación a la que tienen que enfrentarse.

Estrategias de apoyo a los padres en apuros

1. **Escucha activa y empatía**: Una de las primeras y más poderosas herramientas de apoyo es la **escucha activa**. Al dedicar tiempo a escuchar lo que los padres tienen que decir, sin interrupciones ni juicios, el equipo sanitario demuestra que comprende y respeta sus emociones. La escucha activa implica estar **totalmente presente**,

escuchando no sólo las palabras sino también las emociones subyacentes, intentando comprender por lo que están pasando los padres. Los cuidadores también deben adoptar una **postura abierta**, fomentando la expresión de las emociones. Decir a un padre "entiendo que estés muy preocupado, y es perfectamente normal en una situación tan difícil" valida sus sentimientos y le ayuda a sentirse comprendido y menos aislado.

2. **Transparencia y comunicación clara**: **La comunicación transparente** es un aspecto esencial del apoyo emocional. Los padres suelen necesitar entender lo que le ocurre a su hijo, aunque las noticias no siempre sean positivas. El equipo médico debe proporcionar información precisa sobre el estado de salud del niño, los tratamientos actuales y cualquier complicación, utilizando términos claros y accesibles. **Explicar** los procesos médicos y los términos complejos **en lenguaje llano** es esencial para ayudar a los padres a entender mejor la situación y sentirse más implicados en el cuidado de su hijo.

   La frecuencia de las actualizaciones también es crucial. Incluso cuando el estado del niño permanece estable, es importante mantener a los padres informados con regularidad para que se sientan conectados con lo que está ocurriendo. Cuando hay dudas médicas o los cuidadores tienen que esperar los resultados de las pruebas, explicar estos periodos de espera ayuda a **reducir la ansiedad** de los padres, al darles un marco temporal que esperar.

3. **Apoyo psicológico**: a menudo es necesario ofrecer **apoyo psicológico** a los padres que se enfrentan a la enfermedad grave de su hijo. El personal sanitario puede derivar a los padres a un **psicólogo del hospital** o a otro profesional de la salud mental para ofrecerles un espacio en el que puedan hablar de sus emociones, miedos y agotamiento. El apoyo psicológico es esencial no sólo para los propios padres, sino también para el niño, ya que unos padres más tranquilos y apoyados emocionalmente son más capaces

de proporcionar una presencia reconfortante a su hijo hospitalizado.

Algunos hospitales también ofrecen **grupos de apoyo para** padres de niños gravemente enfermos. Estos grupos permiten a los padres conocer a otras personas que atraviesan situaciones similares, compartir sus experiencias y apoyarse mutuamente. Sentir que no están solos en esta dura prueba puede ser una importante fuente de consuelo.

4. **Implicar a los padres en los cuidados**: Una forma eficaz de reducir el sentimiento de impotencia y restablecer cierto grado de **control parental** es permitir que los padres participen activamente en los cuidados de su hijo, en la medida de lo posible. Incluso en cuidados intensivos, a menudo es posible que los padres participen en aspectos no técnicos de los cuidados, como dar de comer a su hijo, lavarlo o simplemente estar presentes durante los procedimientos médicos.

   Esta implicación ayuda a reforzar el **vínculo padre-hijo** y da a los padres la sensación de que pueden contribuir activamente al bienestar de su hijo, reduciendo así su sensación de impotencia. El equipo sanitario debe preocuparse de apoyar a los padres en estas acciones, explicándoles claramente qué pueden hacer para ayudar y apoyándoles en este proceso.

5. **Reconocer las emociones de los padres**: Validar **las emociones** de los padres es esencial. El personal asistencial debe reconocer que los padres tienen derecho a sentir emociones intensas, ya sea tristeza, miedo, ira o frustración. Decirles explícitamente que estas emociones son comprensibles y normales ayuda a crear un espacio en el que los padres se sienten seguros para expresar sus sentimientos, sin sentirse juzgados. También les permite aliviar parte de su sufrimiento emocional verbalizándolo.

6. **Ofrecer recursos prácticos**: además de apoyo emocional, los padres pueden necesitar **apoyo práctico** para gestionar los aspectos logísticos de la hospitalización de su hijo. Esto puede incluir información sobre alojamiento cerca del hospital, ayuda económica o social, o cuidado de los hermanos. El equipo sanitario, en colaboración con los trabajadores sociales y los recursos del hospital, puede facilitar estos aspectos y ayudar a aliviar la carga logística que a menudo recae sobre unos padres angustiados.

Patologías comunes en cuidados intensivos pediátricos

○ Enfermedades respiratorias, infecciones graves, accidentes graves.

Las patologías respiratorias, las **infecciones graves** y los **accidentes graves** son situaciones médicas frecuentes y potencialmente críticas en cuidados intensivos. Cada una de estas categorías de patologías puede poner en peligro la vida del paciente y requiere una atención rápida, intensiva y especializada para estabilizar su estado, tratar la causa subyacente y evitar complicaciones. A continuación se ofrece una visión general de cada una de estas situaciones, cómo se gestionan y los retos específicos que plantean.

Enfermedades respiratorias

Las enfermedades respiratorias pueden afectar a pacientes de todas las edades, desde lactantes hasta ancianos, y son una de las principales causas de ingreso en cuidados intensivos. Incluyen afecciones como la **insuficiencia respiratoria aguda**, el **asma grave**, **la bronquiolitis**, la **neumonía** y otros trastornos que afectan a la capacidad de los pulmones para intercambiar correctamente oxígeno y dióxido de carbono.

1. **Insuficiencia respiratoria aguda**: La **insuficiencia respiratoria aguda** se produce cuando los pulmones ya no son capaces de proporcionar el oxígeno adecuado a la sangre ni de eliminar suficiente dióxido de carbono. Puede estar causada por diversas afecciones subyacentes, como una infección pulmonar grave, una exacerbación de la EPOC (enfermedad pulmonar obstructiva crónica), un traumatismo torácico o enfermedades neuromusculares que afectan a la respiración. El tratamiento en cuidados intensivos suele basarse en la **ventilación mecánica** (invasiva o no invasiva) para favorecer la respiración, combinada con tratamientos específicos según la causa (antibióticos para la infección, broncodilatadores para el asma, etc.).

2. **Asma grave**: Las crisis asmáticas **graves** pueden ser severas y resistentes a los tratamientos convencionales. Cuando el asma está mal controlada o se produce una exacerbación de forma aguda, el paciente puede desarrollar **una insuficiencia respiratoria** que requiere tratamiento de urgencia. En cuidados intensivos se utilizan broncodilatadores inhalados, corticosteroides intravenosos y, a veces, agentes como el sulfato de magnesio para abrir las vías respiratorias. En casos extremos, puede ser necesaria la intubación y la ventilación mecánica para controlar el ataque.

3. **Neumonía grave: la neumonía**, una infección de los pulmones, puede llegar a ser muy grave, sobre todo en pacientes frágiles o inmunodeprimidos. Cuando la neumonía evoluciona a insuficiencia respiratoria, puede requerir el traslado a cuidados intensivos para ventilación mecánica, oxigenoterapia de alta concentración o cuidados de apoyo como infusiones y antibióticos potentes. La neumonía es también un factor de riesgo del **síndrome de distrés respiratorio agudo (SDRA)**, una afección que suele complicar la neumonía grave y requiere un

tratamiento complejo para evitar que empeore el daño pulmonar.

4. **Bronquiolitis en lactantes**: **La bronquiolitis** afecta principalmente a los lactantes y suele estar causada por el virus respiratorio sincitial (VRS). Aunque suele ser benigna, puede llegar a ser grave en los lactantes más pequeños, con síntomas como dificultad respiratoria marcada, fatiga respiratoria e incapacidad para comer. El tratamiento en cuidados intensivos suele consistir en **medidas de asistencia respiratoria** (oxigenoterapia, a veces ventilación no invasiva) y una estrecha vigilancia para evitar la descompensación.

Infecciones graves

Las infecciones graves, ya sean localizadas o sistémicas, son una causa frecuente de traslado a la unidad de cuidados intensivos. Estas infecciones pueden evolucionar rápidamente a estados críticos como la **septicemia** o el **shock séptico**, que requieren un tratamiento agresivo para controlar la infección y estabilizar las funciones vitales.

1. **Sepsis y shock séptico**: **La sepsis es** una infección sistémica resultante de la diseminación de una infección localizada por todo el organismo a través de la sangre. Cuando la sepsis se agrava, puede provocar un **shock séptico**, un fallo circulatorio caracterizado por una hipotensión grave a pesar de una reanimación adecuada con líquidos. El shock séptico puede provocar un fallo multivisceral que afecte a los riñones, el hígado, los pulmones y otros órganos. El tratamiento en cuidados intensivos se basa en la administración rápida y adecuada **de antibióticos de amplio espectro**, la **reanimación con volumen** para estabilizar la presión arterial y, en ocasiones, el uso de **vasopresores** para favorecer la circulación sanguínea.
   La estrecha vigilancia de los parámetros vitales y los

marcadores biológicos es crucial para adaptar los tratamientos. En caso de insuficiencia respiratoria o renal, suelen ser necesarias medidas de apoyo a la función orgánica, como la ventilación mecánica o la diálisis.

2. **Meningitis bacteriana: la meningitis bacteriana** es una infección de las meninges que puede evolucionar rápidamente a una situación potencialmente mortal, sobre todo en lactantes y niños pequeños. Requiere un diagnóstico rápido y un tratamiento de urgencia con **antibióticos intravenosos** potentes y, a menudo, reanimación para tratar las complicaciones asociadas, como edema cerebral o shock séptico. Los cuidados intensivos pueden incluir una estrecha vigilancia neurológica y medidas de apoyo para prevenir o tratar la hipertensión intracraneal y las convulsiones.

3. **Infecciones nosocomiales**: Los pacientes en cuidados intensivos son especialmente vulnerables a **las infecciones nosocomiales**, incluidas las infecciones pulmonares, urinarias y del tracto intravenoso. Estas infecciones, a menudo causadas por bacterias resistentes a los antibióticos, requieren una vigilancia extrema en términos de prevención (higiene rigurosa, cuidado de los catéteres, etc.) y un tratamiento rápido si aparecen signos de infección. El tratamiento de las infecciones nosocomiales se basa en la utilización de antibióticos específicos adaptados a los gérmenes resistentes y en cuidados de apoyo intensivos.

Accidentes graves

Los accidentes graves, ya estén relacionados con traumatismos físicos o accidentes domésticos, son otra causa frecuente de ingreso en cuidados intensivos. La atención inmediata y la reanimación inicial son cruciales para evitar complicaciones a largo plazo y preservar la vida.

1. **Politraumatismo**: **El politraumatismo** se caracteriza por lesiones graves que afectan a varios sistemas corporales como consecuencia de un accidente, como un accidente de tráfico o una caída desde gran altura. Estas lesiones pueden incluir fracturas múltiples, traumatismos craneoencefálicos, hemorragias internas, lesiones pulmonares (como neumotórax) o lesiones medulares. La gestión de los cuidados intensivos se basa en la **estabilización inicial** (reanimación, control de la hemorragia, gestión de las vías respiratorias), seguida de posibles intervenciones quirúrgicas y cuidados intensivos para mantener las funciones vitales y prevenir complicaciones, como infecciones o fallos orgánicos.

2. **Traumatismos craneoencefálicos**: **Los traumatismos craneoencefálicos** de moderados a graves pueden provocar lesiones cerebrales graves y complicaciones como hipertensión intracraneal, hematomas subdurales o edema cerebral. El tratamiento intensivo incluye una estrecha **vigilancia neuroquirúrgica**, la reducción de la presión intracraneal (por medios farmacológicos o quirúrgicos) y una vigilancia neurológica constante para detectar signos de deterioro. Los pacientes pueden necesitar ventilación mecánica si la función respiratoria está comprometida.

3. **Quemaduras graves**: **Las quemaduras graves**, sobre todo cuando afectan a más del 20% de la superficie corporal o cuando las quemaduras afectan a las vías respiratorias, requieren un tratamiento complejo. Además de los cuidados específicos de la quemadura (como injertos de piel o cuidados locales de la herida), la gestión de los líquidos es crucial para prevenir el shock hipovolémico. La prevención de infecciones, el tratamiento del dolor y la asistencia respiratoria y renal suelen ser necesarios en los casos graves.

○ Tratamiento de lactantes y niños pequeños en cuidados intensivos.

El tratamiento de lactantes y niños pequeños en cuidados intensivos es un área delicada, que requiere conocimientos especializados, atención constante y un enfoque multidisciplinar. Estos jóvenes pacientes son especialmente vulnerables debido a su inmadurez fisiológica y a su incapacidad para expresar claramente sus necesidades o síntomas. Por lo tanto, los cuidados intensivos pediátricos requieren una gestión adaptada a sus necesidades específicas, teniendo en cuenta las diferencias anatómicas, fisiológicas y emocionales entre niños y adultos.

Diferencias fisiológicas y particularidades de los lactantes y los niños pequeños

1. **Sistemas corporales inmaduros**: Los lactantes, especialmente los recién nacidos, tienen sistemas corporales que aún se están desarrollando. Sus sistemas respiratorio, cardiovascular, digestivo e inmunitario son más frágiles que los de los adultos, lo que les expone a un mayor riesgo en caso de enfermedad grave o cuidados intensivos prolongados. Por ejemplo:

   ○ Sus **pulmones** aún están madurando, lo que les hace más vulnerables a las infecciones respiratorias (como la bronquiolitis) y a la insuficiencia respiratoria.
   ○ Su sistema **cardiovascular** es menos capaz de compensar una caída de la tensión arterial o una pérdida de líquidos. Esto significa que puede producirse una descompensación cardiorrespiratoria muy rápidamente.
   ○ Como su **sistema inmunitario** es inmaduro, son especialmente susceptibles a las infecciones, incluso con cuidados hospitalarios rigurosos.

2. **Reacciones metabólicas**: Los niños pequeños tienen un **metabolismo más rápido** que los adultos, lo que afecta a su respuesta a los tratamientos farmacológicos. El cálculo de la dosis debe basarse estrictamente en su peso corporal para evitar una sobredosificación. Además, como sus reservas de glucógeno son limitadas, son más vulnerables a la hipoglucemia en caso de estrés o de dieta inadecuada.

3. **Termorregulación**: los lactantes tienen **una capacidad limitada para regular su temperatura corporal**, lo que significa que son más sensibles a las variaciones de temperatura, ya sea hipotermia o hipertermia. En cuidados intensivos, la gestión de la temperatura es por tanto una prioridad, lo que a veces requiere el uso de sistemas de calefacción o refrigeración adaptados.

Asistencia médica

1. **Vigilancia intensiva**: Los lactantes y niños pequeños en cuidados intensivos requieren **una vigilancia constante de** sus parámetros vitales (frecuencia cardiaca, saturación de oxígeno, tensión arterial, temperatura). Sus constantes vitales pueden fluctuar rápidamente y los signos de descompensación pueden ser sutiles. Por lo tanto, el uso de **monitores multiparamétricos** es esencial para detectar rápidamente cualquier deterioro de su estado.

   ○ **La monitorización respiratoria** es especialmente importante debido a la fragilidad de sus pulmones. Esto puede incluir el uso de sensores de saturación de oxígeno (pulsioximetría), monitorización de la frecuencia respiratoria y, en algunos casos, asistencia respiratoria mediante ventilación no invasiva o invasiva.

○ **La monitorización hemodinámica** también es crucial, sobre todo en los niños que sufren un shock séptico o insuficiencia cardiaca, que a veces requieren infusiones intravenosas de fármacos inotrópicos para mantener la función cardiaca.

2. **Manejo de las vías respiratorias y respiración asistida**: **La insuficiencia respiratoria** es una de las causas más frecuentes de ingreso en cuidados intensivos en lactantes. En los casos graves, como la bronquiolitis grave o el síndrome de dificultad respiratoria aguda (SDRA), puede ser necesaria la **ventilación mecánica.** El manejo de las vías respiratorias en los niños pequeños requiere una atención especial debido a su anatomía diferente, con vías respiratorias más estrechas y estructuras más blandas, lo que los hace más vulnerables a la obstrucción y a las complicaciones derivadas de la intubación.

La elección entre ventilación no invasiva (como máscaras de oxígeno) e **intubación traqueal** depende de la gravedad de la situación. Cuando se requiere ventilación mecánica, es necesario ajustar los parámetros específicos en función del peso y la edad del paciente.

3. **Reanimación y cuidados de apoyo**: en caso de insuficiencia respiratoria o cardiaca, la reanimación pediátrica debe llevarse a cabo mediante protocolos adaptados a la edad y el peso del niño. Esto incluye el **uso de pequeñas dosis de medicación**, maniobras de reanimación adaptadas (como compresiones torácicas más suaves) y una estrecha vigilancia de los efectos secundarios de las intervenciones.

La gestión de **líquidos y electrolitos** también es un aspecto esencial de los cuidados intensivos pediátricos. Los lactantes y los niños pequeños pueden desarrollar rápidamente desequilibrios electrolíticos debido a su pequeño tamaño y su rápido metabolismo. Se presta especial atención al control del equilibrio de líquidos, sobre todo para evitar la sobrecarga de líquidos o desequilibrios peligrosos (como la hipernatremia o la hiponatremia).

4. **Medicamentos y tratamientos**: Las dosis de los medicamentos deben **calcularse con precisión en** función del peso del lactante o niño, ya que los errores de dosificación pueden tener graves consecuencias. Algunas clases específicas de medicamentos, como los sedantes, los antibióticos y los analgésicos, requieren ajustes meticulosos para evitar efectos adversos.

El tratamiento de **las infecciones** en los lactantes hospitalizados en cuidados intensivos suele basarse en antibióticos de amplio espectro, combinados con cultivos bacteriológicos para identificar el patógeno. Debido a su vulnerabilidad, los niños suelen recibir antibióticos profilácticos o tratamiento intensivo para infecciones graves, como meningitis o neumonía.

Gestión del dolor y el confort

1. **Tratamiento del dolor**: Los lactantes y los niños pequeños sienten el dolor con la misma intensidad que los adultos, pero a menudo son incapaces de expresarlo verbalmente. Por ello, **el tratamiento del dolor** se basa en la observación de los signos conductuales (llanto, agitación, muecas) y fisiológicos (taquicardia, hipertensión) para evaluar su nivel de dolor.

   En cuidados intensivos, el dolor se trata con **analgésicos** adecuados a la edad, como el paracetamol o dosis ajustadas de opiáceos para el dolor intenso. También se utilizan **métodos no farmacológicos** como el contacto piel con piel (canguro) o la sucralosa (azúcar aplicada en la lengua) para calmar a los lactantes durante los cuidados o las intervenciones menores.

2. **Confort y entorno** : La comodidad del lactante es una prioridad en cuidados intensivos. Los lactantes son especialmente sensibles a su entorno, y cuidados como la

colocación adecuada, el mantenimiento de **una temperatura corporal estable** y la **reducción del ruido y la luz** excesiva ayudan a reducir el estrés. Las intervenciones sencillas, como permitir que los padres toquen y hablen con su hijo, también son importantes para promover **el confort emocional**.

El papel de la familia

La participación de los padres es crucial en el cuidado de los lactantes en cuidados intensivos. Los padres, que a menudo experimentan momentos de gran angustia emocional, desempeñan un papel importante ayudando a calmar a su hijo y participando en determinados aspectos de los cuidados, como el contacto piel con piel o la participación en la alimentación por sonda.

1. **Apoyo emocional a los padres**: Los padres de un niño en cuidados intensivos suelen sentir **miedo, ansiedad e impotencia**. Es esencial ofrecerles apoyo psicológico, mantenerles regularmente informados de la evolución de su hijo e implicarles en las decisiones sobre los cuidados. Crear un vínculo fuerte con los padres también ayuda a comprender mejor las necesidades y preferencias de su hijo y a fomentar un entorno de cuidados más familiar.

2. **Participación activa**: cuando el estado del niño lo permite, se puede animar a los padres a participar en determinados aspectos de los cuidados. Puede tratarse de gestos sencillos, como coger de la mano al bebé, ayudarle con la alimentación por sonda o contribuir a los cuidados higiénicos. Esta participación no sólo fomenta el vínculo padre-hijo, sino que también ayuda a **reducir la ansiedad de los padres** al permitirles desempeñar un papel activo en la recuperación de su hijo.

Capítulo 9

Las especificidades de los cuidados intensivos geriátricos

Los retos de atender a pacientes ancianos en cuidados intensivos

- Complicaciones propias de la vejez (fragilidad, polipatología, vulnerabilidad).

Las complicaciones propias de la vejez, como la **fragilidad**, la **polipatología** y la **vulnerabilidad**, plantean retos únicos para la atención médica, en particular para los ancianos hospitalizados en cuidados intensivos. A medida que aumenta la esperanza de vida, cada vez más ancianos desarrollan múltiples enfermedades crónicas que requieren un tratamiento complejo. El manejo de los ancianos requiere un enfoque integral, que tenga en cuenta no sólo sus enfermedades específicas, sino también su estado general, su fragilidad fisiológica y su vulnerabilidad emocional y social.

Fragilidad

La fragilidad es un síndrome que caracteriza a las personas mayores vulnerables a las tensiones externas, ya sean fisiológicas o ambientales. Se define como una reducción de la **reserva funcional** de varios órganos, lo que hace a los ancianos más susceptibles a la descompensación en respuesta a factores de estrés como infecciones, intervenciones quirúrgicas o traumatismos.

1. **Fisiopatología de la fragilidad**: La fragilidad es el resultado de un **debilitamiento progresivo** de los sistemas del organismo, en particular los sistemas muscular, cardiorrespiratorio e inmunitario. Suele ir acompañada de :

   - **Sarcopenia** (pérdida de masa muscular), que conlleva una reducción de la fuerza y la movilidad.
   - **Reducción de la capacidad cardiovascular y respiratoria**, lo que hace a los ancianos más susceptibles a las infecciones respiratorias y a la insuficiencia cardiaca.

○ **Reducción de la respuesta inmunitaria**, lo que aumenta el riesgo de infecciones graves. Estos cambios fisiológicos exponen a las personas mayores a un mayor riesgo de desarrollar complicaciones durante la hospitalización, incluso por dolencias menores que sufren las personas más jóvenes.

2. **Gestión de la fragilidad**: En cuidados intensivos, es esencial reconocer la fragilidad para adaptar las intervenciones. Esto incluye:

○ **Cuidados intensivos de apoyo**, como nutrición adaptada, movilización suave y prevención de caídas.
○ Gestión preventiva de complicaciones como **las úlceras por presión**, más frecuentes en personas encamadas y frágiles.
○ Reducir los **procedimientos invasivos** siempre que sea posible, teniendo en cuenta el alto riesgo de complicaciones postoperatorias o de cuidados intensivos.

Polipatología

La **polipatología** se refiere a la presencia de **varias enfermedades crónicas** en un mismo paciente. En los ancianos es frecuente encontrar combinaciones de enfermedades como :

- **Hipertensión, diabetes** e **insuficiencia cardiaca**.
- **Osteoartritis, osteoporosis** y **enfermedades respiratorias crónicas** (como la EPOC).
- **Insuficiencia renal** crónica y **trastornos cognitivos** (como la demencia).
1. **Interacciones entre condiciones médicas**: Las múltiples patologías presentes en los ancianos pueden interactuar entre sí, agravando los síntomas o complicando la gestión de los tratamientos. Por ejemplo, un paciente que padece

251

diabetes e insuficiencia renal tendrá necesidades particulares en cuanto a la gestión de la glucemia, y los fármacos utilizados para tratar una patología pueden agravar otra (por ejemplo, los antiinflamatorios para tratar la artrosis pueden dañar los riñones).

2. **Manejo de la polipatología**: El manejo de los ancianos con polipatología en cuidados intensivos requiere un enfoque holístico y multidisciplinar. Las principales áreas de manejo incluyen:

    ◦ **Optimizar el uso de la medicación**: los ancianos suelen tomar un gran número de fármacos, lo que aumenta el riesgo de interacciones farmacológicas y efectos adversos. El equipo médico debe reevaluar periódicamente los tratamientos para evitar la sobrecarga de fármacos, dando prioridad a los esenciales y evitando los que presentan un riesgo desproporcionado para el paciente.

    ◦ **Atención individualizada**: cada anciano presenta un cuadro clínico único, que requiere una atención adaptada a su patología y a su estado funcional. La gestión de los tratamientos crónicos, como los anticoagulantes para la fibrilación auricular o los tratamientos antihipertensivos, debe ajustarse con precisión para evitar los riesgos de infratratamiento o sobretratamiento.

3. **Mayor riesgo de descompensación**: los ancianos con múltiples afecciones corren el riesgo de **sufrir una rápida descompensación**. Un pequeño acontecimiento, como una infección urinaria o una caída, puede provocar una cascada de acontecimientos complejos, como una descompensación de la insuficiencia cardiaca, una insuficiencia renal aguda o una exacerbación de la EPOC. Por ello, en cuidados intensivos es fundamental vigilar de cerca los signos de descompensación e intervenir rápidamente para evitar que se agraven.

Vulnerabilidad

La **vulnerabilidad** de las personas mayores es un concepto global que engloba no sólo la fragilidad fisiológica y la polipatología, sino también **la vulnerabilidad psicológica y social**. Los ancianos hospitalizados, sobre todo los ingresados en cuidados intensivos, suelen estar aislados de su entorno familiar y se enfrentan a altos niveles de estrés emocional.

1. **Vulnerabilidad psicológica**: la vejez suele asociarse a trastornos cognitivos, como **la demencia**, o trastornos del estado de ánimo, como **la ansiedad** y la **depresión**. En un entorno de cuidados intensivos, estos trastornos pueden verse exacerbados por el entorno estresante, la falta de familiaridad y el aislamiento. Es frecuente que las personas mayores hospitalizadas desarrollen **un síndrome confusional** o **delirium**, sobre todo tras una intervención quirúrgica o una enfermedad aguda.

   ◦ **El delirio** es un estado agudo de confusión mental, caracterizado por trastornos de la conciencia, la atención y la percepción. A menudo está infradiagnosticado, pero puede tener graves consecuencias, como una hospitalización prolongada o un deterioro cognitivo a largo plazo.
   ◦ El tratamiento del delirio se basa en la **prevención**, evitando los factores de riesgo (fármacos sedantes, inmovilización prolongada) y favoreciendo la orientación del paciente (presencia del reloj, iluminación adecuada, apoyo familiar).

2. **Vulnerabilidad social**: Muchas personas mayores hospitalizadas sufren **aislamiento social**, lo que puede agravar su malestar emocional durante una estancia en cuidados intensivos. El papel de los cuidadores y de la familia es crucial para mantener los vínculos sociales y emocionales, sobre todo cuando el estado de salud del paciente le coloca en una posición de gran dependencia.

253

La presencia de la familia y el **apoyo psicológico** pueden ayudar a mejorar el estado emocional del paciente y prevenir los efectos negativos del aislamiento.

3. **Difícil recuperación funcional**: Las personas mayores también tienen más probabilidades **de perder su independencia** tras la hospitalización en cuidados intensivos. El reposo prolongado en cama, las complicaciones médicas y el desacondicionamiento físico pueden provocar una pérdida significativa de movilidad y de la capacidad para realizar actividades de la vida diaria. **La rehabilitación precoz** y un enfoque multidisciplinar en el que participen fisioterapeutas, terapeutas ocupacionales y nutricionistas son esenciales para maximizar la recuperación funcional y prevenir la dependencia a largo plazo.

   ◦ Adaptar los cuidados intensivos a las necesidades de las personas mayores.

La **adaptación de los cuidados intensivos a las necesidades de los ancianos** se ha convertido en una cuestión crucial en los sistemas sanitarios, debido al aumento del envejecimiento de la población y al creciente número de ancianos que requieren cuidados intensivos. Los ancianos suelen presentar **una mayor fragilidad, múltiples patologías** y **vulnerabilidad física y psicológica**, lo que requiere un enfoque específico y multidisciplinar de los cuidados intensivos. El objetivo principal es ofrecer unos cuidados personalizados que tengan en cuenta las particularidades de la edad, manteniendo al mismo tiempo la calidad de vida y la dignidad de los pacientes.

He aquí las principales estrategias para adaptar los cuidados intensivos a las necesidades de las personas mayores.

1. Evaluación geriátrica global

Uno de los primeros pasos para adaptar los cuidados intensivos a las personas mayores es realizar **una Evaluación Geriátrica Global (EGG)**. Este tipo de evaluación permite conocer mejor el estado general de salud del paciente que los diagnósticos médicos tradicionales, al evaluar varios aspectos de su salud:

*   **Estado funcional**: Capacidad para realizar actividades de la vida diaria (comer, desplazarse, vestirse).
*   **Estado nutricional**: los ancianos suelen correr riesgo de **desnutrición**, un factor que puede agravar las complicaciones hospitalarias y prolongar la recuperación.
*   **Estado cognitivo**: La evaluación de la función cognitiva es esencial, ya que muchos ancianos en cuidados intensivos **sufren delirios** o **trastornos cognitivos** que pueden influir en su manejo.
*   **Estado psicológico**: la depresión y la ansiedad son frecuentes en las personas mayores y deben identificarse para poder ofrecerles el apoyo emocional adecuado.
*   **Enfermedades crónicas**: Debe prestarse especial atención a la **polipatología**, es decir, a la coexistencia de varias enfermedades crónicas (diabetes, hipertensión, insuficiencia cardiaca, EPOC, etc.), que a menudo complica la atención.

Esta evaluación ayuda a personalizar la atención e identificar a los pacientes más vulnerables, lo que permite adaptar mejor las intervenciones y fijar objetivos realistas.

2. Atención médica personalizada

La polipatología y la **fragilidad** de los ancianos hacen que cada paciente presente un cuadro clínico único. Esto significa que la atención debe ser personalizada para evitar una intervención excesiva o desproporcionada, garantizando al mismo tiempo que el paciente reciba la atención adecuada.

1. **Optimización de los tratamientos médicos**:

   ○ **Polimedicación**: Los ancianos suelen tomar varios fármacos al mismo tiempo (polimedicación), lo que aumenta el riesgo de interacciones farmacológicas. Es crucial evaluar las prescripciones para asegurarse de que cada tratamiento es esencial, adaptar las dosis según la función renal y hepática del paciente y evitar efectos secundarios indeseables.

   ○ **Reevaluación de los tratamientos**: Los tratamientos deben reevaluarse periódicamente para ajustar las dosis y evitar la sobremedicación. Esto es especialmente importante en el caso de los fármacos que pueden tener efectos nocivos en los ancianos, como los sedantes, los diuréticos o los anticoagulantes.

2. **Enfoque "menos invasivo"**: El enfoque de cuidados críticos para los ancianos suele requerir **intervenciones menos invasivas,** ya que los pacientes ancianos tienen una capacidad de recuperación más limitada y un mayor riesgo de complicaciones postoperatorias o posinvasivas.

   ○ **Ventilación no invasiva**: Siempre que sea posible, se prefieren las técnicas de **ventilación no invasiva** a la intubación traqueal, que puede ser más arriesgada en pacientes ancianos. La oxigenoterapia o las mascarillas de ventilación positiva suelen utilizarse como tratamiento de primera línea.

   ○ **Cuidados conservadores**: En el caso de patologías graves, a veces es preferible optar por un tratamiento conservador (limitar los tratamientos invasivos) para preservar la calidad de vida, en lugar de añadir tratamientos agresivos que podrían causar más sufrimiento que beneficio.

3. Gestión de la fragilidad y prevención de complicaciones

Las complicaciones son más frecuentes en los ancianos debido a su fragilidad y baja reserva funcional. Por lo tanto, los cuidados deben incluir la **prevención activa de** las complicaciones asociadas al reposo prolongado en cama, las intervenciones médicas y los cuidados intensivos.

1. **Prevenir las infecciones**: Los ancianos son especialmente vulnerables a **las infecciones nosocomiales** (infecciones adquiridas en el hospital), como las pulmonares, las del tracto urinario y las relacionadas con catéteres. Para prevenir estas infecciones, es esencial seguir protocolos de higiene estrictos y limitar el uso de dispositivos invasivos, como sondas urinarias, siempre que sea posible.

2. **Prevención de las úlceras** de **decúbito: La inmovilidad** prolongada en los pacientes de edad avanzada aumenta el riesgo de aparición de **úlceras de decúbito** (úlceras por presión). Deben adoptarse cuidados específicos para prevenir estas lesiones cutáneas, como cambios frecuentes de posición, el uso de colchones adecuados (colchones de aire dinámicos) y el cuidado regular de la piel.

3. **Prevención del delirio: el delirio**, o estado confusional agudo, es frecuente entre los ancianos hospitalizados, sobre todo en cuidados intensivos. El delirio suele estar relacionado con factores como la inmovilización, la infección, el dolor o los fármacos sedantes. La prevención se basa en intervenciones sencillas como :

   ○ **Mantener la orientación temporal**: instalar relojes visibles, explicar claramente dónde está el paciente y qué está ocurriendo.
   ○ **Limitar los sedantes**: Utilizar sedantes con precaución y favorecer los enfoques no

farmacológicos para calmar a los pacientes agitados.

○ **Estimulación cognitiva**: Fomentar la participación de la familia, permitir visitas regulares de familiares y proporcionar estimulación sensorial (ruido, luz natural) para evitar el aislamiento sensorial.

4. **Movilización precoz**: **La movilización precoz** es esencial para prevenir la pérdida de función física, la sarcopenia (pérdida de masa muscular) y la atrofia muscular asociadas al reposo prolongado en cama. Incluso en entornos de cuidados intensivos, es importante aplicar programas de **reeducación** funcional que incluyan ejercicios de movilización pasiva y activa tan pronto como el estado del paciente lo permita, con el fin de promover una rápida recuperación y reducir las complicaciones asociadas a la inmovilidad.

4. Apoyo psicológico y emocional

Las personas mayores hospitalizadas en cuidados intensivos son especialmente vulnerables **desde el punto de vista psicológico** y **emocional**, debido a la pérdida de puntos de referencia, el aislamiento y la incertidumbre relacionados con su estado de salud. Un **apoyo psicológico** adecuado es esencial para prevenir o tratar trastornos como la ansiedad, la depresión o el delirio.

1. **Presencia familiar**: La **presencia de familiares** es esencial para proporcionar apoyo emocional a los pacientes ancianos. Siempre que sea posible, los cuidadores deben fomentar las visitas regulares de los familiares, incluso en cuidados intensivos. La familia proporciona consuelo emocional y ayuda a reducir el estrés y la confusión del paciente.

2. **Apoyo psicológico especializado**: la intervención de un **psicólogo hospitalario** puede ayudar a detectar

precozmente trastornos emocionales o cognitivos en los pacientes ancianos, sobre todo los que padecen enfermedades crónicas o se encuentran al final de la vida. El apoyo psicológico tiene como objetivo **aliviar la ansiedad**, ayudar a los pacientes a hacer frente a su enfermedad y mejorar su adaptación al entorno hospitalario.

5. Cuidados paliativos y ética

En algunos casos, sobre todo cuando se trata de **enfermedades crónicas avanzadas** o situaciones críticas en las que no hay esperanzas de recuperación, hay que considerar la posibilidad de aplicar cuidados **paliativos**. En estos casos, el objetivo es mejorar **la calidad de vida** del paciente aliviando el dolor y los síntomas, evitando al mismo tiempo un tratamiento excesivo.

1. **Limitar el exceso de celo en el tratamiento**: en cuidados intensivos, a veces es necesario cuestionar la **proporcionalidad de los cuidados**. En los ancianos frágiles, ciertas intervenciones intensivas pueden prolongar la vida sin mejorar su calidad, o incluso empeorar el sufrimiento. La toma de decisiones éticas, en colaboración con el paciente, la familia y el equipo sanitario, puede ayudar a **limitar las intervenciones invasivas** cuando el pronóstico es malo y el paciente prefiere la comodidad.

2. **Cuidados paliativos**: Cuando la curación ya no es una opción, los **cuidados paliativos** pretenden aliviar el dolor y acompañar al paciente en sus últimos momentos, respetando sus deseos y garantizando su dignidad. Esto incluye el tratamiento eficaz del dolor y los síntomas respiratorios, así como el apoyo emocional continuo al paciente y sus seres queridos.

Cuestiones éticas al final de la vida de los pacientes ancianos

○ Anticiparse a las decisiones sobre el final de la vida de los ancianos en cuidados intensivos.

Anticipar las decisiones sobre el final de la vida de los ancianos ingresados en cuidados intensivos es un proceso complejo y delicado, que requiere un enfoque humano, ético y multidisciplinar. A medida que la población envejece, cada vez más ancianos ingresan en cuidados intensivos, a menudo en un estado de salud frágil o con varias comorbilidades. En estas situaciones, es esencial considerar la **limitación del tratamiento** o los **cuidados paliativos** en algún momento, cuando los cuidados curativos ya no son apropiados o no pueden mejorar la calidad de vida del paciente. Anticiparse a estas decisiones permite respetar mejor los deseos del paciente y prestar los cuidados con mayor tranquilidad para la familia y el equipo sanitario.

1. La importancia de anticipar las decisiones

La anticipación de las decisiones al final de la vida se basa en una serie de principios éticos fundamentales, como **el respeto de la autonomía del paciente**, la **proporcionalidad de los cuidados** y la **dignidad al final de la vida**. Este planteamiento permite evitar **tratamientos excesivamente celosos** y ofrecer un apoyo centrado en la comodidad del paciente cuando los tratamientos curativos se consideran desproporcionados o ineficaces.

Respeto de la autonomía del paciente

Una de las prioridades a la hora de anticipar las decisiones sobre el final de la vida es respetar los **deseos y preferencias** de la persona mayor. Lo ideal es que estas decisiones se tomen antes de que el paciente pierda la capacidad de expresarse, lo que subraya la importancia de las **voluntades anticipadas** y la **designación de una persona de apoyo de confianza**.

- **Documento de voluntades anticipadas**: este documento permite al paciente expresar por adelantado sus deseos sobre los cuidados médicos que desea recibir o evitar en caso de deterioro de su estado de salud. Por ejemplo, puede indicar si el paciente desea o no ser reanimado en caso de parada cardiorrespiratoria, o ser intubado o sometido a ventilación mecánica.
- **Persona** de apoyo de **confianza**: Si el paciente ya no puede expresarse por sí mismo, la persona de apoyo de confianza designada por el paciente (a menudo un familiar o amigo íntimo) podrá tomar decisiones en su nombre, teniendo en cuenta sus deseos y valores.

Proporcionalidad de la asistencia

La proporcionalidad de los cuidados consiste en evaluar, con el equipo sanitario, si las intervenciones médicas actuales o previstas son beneficiosas para el paciente en términos de calidad de vida. En cuidados intensivos, a veces es necesario cuestionar la conveniencia de continuar con tratamientos agresivos que prolongan la vida sin ninguna esperanza real de curación o recuperación funcional, al tiempo que provocan un sufrimiento adicional.

Prevenir el exceso de tratamiento

El ensañamiento terapéutico se produce cuando la atención médica se presta de forma desproporcionada, sin ningún beneficio real para el paciente. Al anticipar las decisiones sobre el final de la vida, los cuidadores y la familia pueden acordar **limitar** determinados tratamientos, como la intubación, la reanimación o la diálisis, cuando estas intervenciones se consideren demasiado invasivas o innecesarias.

2. Proceso de toma de decisiones compartida

El proceso de toma de decisiones al final de la vida de una persona mayor en cuidados intensivos debe ser **colaborativo**, implicando al paciente (cuando sea capaz), a su familia y al equipo médico.

Comunicación con pacientes y familiares

La comunicación abierta y sincera es esencial para anticiparse a las decisiones sobre el final de la vida. Los pacientes y sus familiares deben estar plenamente informados sobre el estado del paciente, su pronóstico y las opciones asistenciales. Esto incluye una explicación clara de las consecuencias de las distintas intervenciones médicas, sus posibles beneficios y sus riesgos.

*   **Explicación de las opciones**: El médico debe explicar las posibilidades de cuidados curativos y paliativos, y discutir el equilibrio entre los beneficios y los inconvenientes de los tratamientos. Por ejemplo, continuar con la ventilación mecánica prolongada puede prolongar la vida, pero sin perspectivas de curación o recuperación funcional.
*   **Escuchar las preocupaciones**: Los cuidadores también deben escuchar las preocupaciones y expectativas de la familia, comprender sus miedos y esperanzas y ayudarles a entender los límites médicos.

Deliberación ética

Cuando el estado de salud de un paciente es crítico y el pronóstico malo, **las consideraciones éticas** deben guiar las decisiones. En cuidados intensivos, la decisión de limitar o interrumpir los tratamientos curativos debe debatirse en un marco ético, a menudo con la ayuda de **comités de ética** o reuniones de consulta entre equipos médicos y paramédicos.

- **Reuniones multidisciplinares**: Estas reuniones permiten al equipo médico evaluar colectivamente la situación del paciente, compartir sus puntos de vista y asegurarse de que la decisión se toma en consulta, teniendo en cuenta todos los aspectos médicos y éticos.

3. Limitación del tratamiento y cuidados paliativos

Cuando se toma la decisión de no continuar con los cuidados curativos, es esencial reorientar la atención del paciente hacia **los cuidados paliativos**. El objetivo es aliviar los síntomas, mantener al paciente cómodo y proporcionarle un apoyo sereno al final de la vida.

Cuidados paliativos en cuidados intensivos

Los cuidados paliativos suelen infrautilizarse en cuidados intensivos, pero desempeñan un papel crucial cuando se decide limitar los cuidados curativos. Los cuidados paliativos pretenden aliviar el dolor, controlar los síntomas molestos (como la dificultad respiratoria o la ansiedad) y ofrecer apoyo emocional al paciente y su familia.

- **Alivio del dolor**: El tratamiento eficaz del dolor es esencial para garantizar un final de vida digno. Para aliviar el dolor intenso suelen utilizarse analgésicos potentes, como los opioides (morfina, fentanilo), con dosis ajustadas para evitar efectos secundarios y maximizar el confort del paciente.
- **Gestión de los síntomas**: los síntomas habituales al final de la vida, como la disnea, la ansiedad o la agitación, se tratan de forma proactiva con sedantes, ansiolíticos u oxigenoterapia si es necesario.

Asistencia psicológica y apoyo familiar

La familia desempeña un papel central en el final de la vida de los pacientes ancianos en cuidados intensivos. Sus necesidades emocionales y psicológicas deben tenerse en cuenta durante todo el proceso. El apoyo a la familia es esencial, para que puedan aceptar las decisiones tomadas y acompañar al paciente en sus últimos momentos.

- **Presencia de la familia**: En cuidados intensivos, es importante permitir que la familia esté presente con el paciente al final de la vida, siempre que sea posible. Su presencia reconforta no sólo al paciente, sino también a los familiares que necesitan este tiempo para despedirse.
- **Apoyo psicológico**: **El apoyo psicológico** es esencial, tanto para el paciente como para la familia. Los psicólogos o cuidadores formados en cuidados paliativos pueden ayudar a preparar a la familia para el final de la vida y a gestionar las emociones, a menudo intensas, que acompañan a estos momentos difíciles.

4. Retos y obstáculos para anticipar las decisiones sobre el final de la vida

Anticiparse a las decisiones sobre el final de la vida puede ser difícil tanto para los pacientes como para las familias, y hay una serie de obstáculos que pueden complicar el proceso.

Resistencia a afrontar el final de la vida

Algunas familias, o incluso pacientes, pueden tener dificultades para aceptar la idea de una muerte inminente, esperando todavía una mejora de la salud, incluso cuando el pronóstico es muy malo. Esta resistencia puede retrasar las decisiones sobre la limitación de los cuidados, lo que puede dar lugar a intervenciones potencialmente innecesarias o prolongar el sufrimiento del paciente.

Falta de voluntades anticipadas

Muchas personas mayores no han redactado **voluntades anticipadas**, lo que complica la toma de decisiones cuando su estado de salud se deteriora repentinamente. La ausencia de directrices claras obliga a cuidadores y familiares a tomar decisiones sin estar seguros de los deseos del paciente, lo que puede generar tensiones y conflictos.

Desafío ético y emocional para los cuidadores

Para los propios cuidadores, anticipar y aplicar las decisiones sobre el final de la vida puede ser una tarea emocional y éticamente difícil. Pueden enfrentarse a dilemas morales a la hora de determinar el momento adecuado para interrumpir los cuidados curativos, garantizando al mismo tiempo que las decisiones tomadas respetan los deseos del paciente y se ajustan a las mejores prácticas médicas.

- ○ Trabajar con la familia y el paciente para respetar sus deseos.

Trabajar con la familia y el paciente para respetar sus deseos es un enfoque esencial en el cuidado de los pacientes de cuidados intensivos, especialmente cuando se plantea la cuestión del final de la vida. Respetar los deseos del paciente, al tiempo que se apoya a la familia en este proceso, requiere una **comunicación abierta**, una **estrecha colaboración** y una **toma de decisiones compartida**. De este modo se garantiza que los cuidados prestados se ajusten a los valores y preferencias del paciente, al tiempo que se proporciona apoyo emocional a los familiares en unos momentos que suelen ser difíciles y emocionalmente cargados.

1. Comunicación abierta y transparente

El primer paso para respetar los deseos del paciente es establecer **una comunicación abierta y transparente** entre el paciente (si puede participar), la familia y el equipo sanitario. Una comunicación clara ayuda a evitar malentendidos y a establecer un clima de confianza, esencial para la toma de decisiones compartida.

- **Escucha activa**: Los cuidadores deben estar atentos a los deseos del paciente y la familia. Esto incluye escuchar no sólo las palabras, sino también las emociones y preocupaciones subyacentes. La familia debe tener la oportunidad de expresar sus temores, preguntas y necesidades.

- **Explicaciones accesibles**: el personal médico debe explicar **las opciones de tratamiento** y los **riesgos** y **beneficios** de las intervenciones propuestas de forma sencilla y comprensible. Es importante descifrar los términos médicos para entender bien lo que está en juego. Por ejemplo, es esencial explicar las consecuencias de la ventilación mecánica prolongada o las opciones de cuidados paliativos.

- **Actualizaciones periódicas**: las familias y los pacientes deben estar informados de la evolución de la situación clínica de forma permanente. Es importante mantenerlos regularmente informados de los cambios en el estado del paciente, los resultados de las pruebas y cualquier ajuste necesario en la atención.

2. Toma de decisiones compartida

La toma de decisiones compartida es un proceso de colaboración en el que el paciente, la familia y el equipo sanitario trabajan juntos para tomar decisiones informadas que respeten los deseos del paciente. De este modo se garantiza que la atención prestada se ajuste a los deseos del paciente, teniendo en cuenta al mismo tiempo la realidad médica.

Participación de los pacientes

- **Los deseos del paciente**: Cuando los pacientes aún son capaces de expresarse, es esencial hacerles preguntas sobre sus preferencias en cuanto a los cuidados. Esto puede incluir conversaciones sobre el nivel de tratamiento que desean recibir si su estado se deteriora, como reanimación cardiopulmonar, intubación o diálisis. Si el paciente tiene **instrucciones anticipadas** por escrito, deben consultarse para orientar las decisiones asistenciales.

- **Respeto de la autonomía**: incluso en situaciones críticas, es esencial respetar **la autonomía de** los pacientes. Esto significa implicarles en las decisiones sobre su tratamiento en la medida de lo posible. Si el paciente expresa el deseo de limitar determinados tratamientos, como la intubación o la reanimación, hay que respetar esos deseos, aunque sean difíciles de oír para la familia.

Participación familiar

En situaciones en las que el paciente ya no puede expresarse (coma, deterioro cognitivo grave), la **familia** se convierte en un interlocutor central en el proceso de toma de decisiones. Representan los intereses del paciente y contribuyen a orientar la elección de los cuidados en función de los presuntos deseos del paciente.

- **Persona de confianza**: Si el paciente ha designado a una persona de confianza, ésta debe estar en el centro de las discusiones y decisiones. La persona de apoyo de confianza suele estar familiarizada con los valores y deseos del paciente, y puede actuar como relevo en

267

situaciones críticas en las que los deseos del paciente no estén claros.

- **Familias sin voluntades** anticipadas: Cuando el paciente no ha expresado claramente sus deseos (por falta de voluntades anticipadas), hay que ayudar a la familia a pensar en lo que probablemente hubiera querido el paciente. Esto implica hacer preguntas sobre los valores del paciente, sus creencias religiosas o culturales y sus preferencias generales en cuanto a los cuidados.

Reflexión ética y ajuste de los cuidados

Cuando la familia y el equipo asistencial discrepan sobre cómo proceder, o si surgen tensiones, puede ser necesaria una reflexión ética. **Los comités de ética de los hospitales** pueden ayudar a sortear estas decisiones difíciles velando por que la atención prestada sea coherente con **los principios éticos** y los **valores del paciente**.

3. Apoyo psicológico y emocional a la familia

Las decisiones al final de la vida o sobre la limitación de los cuidados suelen ser extremadamente difíciles para la familia. No sólo tienen que enfrentarse a la perspectiva de la muerte de su ser querido, sino también a sentimientos de culpa, duda y desesperación. Por ello, es fundamental proporcionarles **apoyo psicológico** durante todo el proceso de toma de decisiones.

- **Apoyo emocional**: los cuidadores deben ser empáticos y comprender la **angustia emocional** de las familias. Puede ser útil recurrir a los servicios de un **psicólogo** o **trabajador social** para apoyar a las familias en estos momentos difíciles. Las sesiones informativas o las reuniones periódicas con el equipo asistencial pueden responder a sus preguntas, calmar su ansiedad y ayudarles a manejar sus emociones.

268

- **Fomentar el tiempo de reflexión**: A veces las familias necesitan **tiempo para pensar** antes de tomar una decisión importante. Es importante respetar esta necesidad y evitar presionar a la familia para que tome decisiones precipitadas. Dándoles el tiempo que necesitan, pueden asimilar mejor la información y sentirse más cómodos con las decisiones que deben tomar.

- **Prevención de conflictos**: En determinadas situaciones pueden surgir **conflictos familiares**, sobre todo cuando los distintos miembros de la familia tienen opiniones divergentes sobre los cuidados que hay que dispensar. El equipo sanitario debe actuar como **mediador**, fomentando el diálogo y ayudando a la familia a centrarse en los deseos del paciente más que en sus propias emociones o ansiedades.

4. Respetar los deseos al final de la vida

Cuando se toma la decisión de **limitar los cuidados** o interrumpir determinados tratamientos curativos, es fundamental reorientar la atención hacia **los cuidados paliativos** para ofrecer al paciente un final de vida confortable y digno.

- **Cuidados paliativos**: El objetivo de los cuidados paliativos es aliviar el dolor y los síntomas (como la disnea, la ansiedad o la agitación) manteniendo el confort del paciente. Se centran en el paciente y pretenden garantizar un **final de vida tranquilo**, respetando los deseos del paciente en cuanto a la interrupción de procedimientos invasivos o tratamientos innecesarios.

- **Acompañamiento de la familia**: Debe animarse a la familia a permanecer con el paciente durante sus últimos momentos. El apoyo emocional y la comunicación son esenciales para que la familia pueda despedirse y participar en el acompañamiento del paciente.

- **Rituales y respeto de las creencias**: Algunas familias conceden especial importancia a **los rituales religiosos** o espirituales al final de la vida. El equipo sanitario debe esforzarse por respetar y facilitar estas prácticas, garantizando que el paciente y su familia puedan observar sus creencias con dignidad y respeto.

Conclusión

La vocación del Auxiliar de Enfermería de Cuidados Intensivos

- Revisar la importancia de la función del auxiliar de cuidados en el equilibrio del equipo asistencial.

La función del auxiliar de cuidados sanitarios es esencial para el buen funcionamiento de un equipo sanitario, sobre todo en entornos tan exigentes como los cuidados intensivos. Los auxiliares de cuidados desempeñan un papel central en la atención diaria de los pacientes, proporcionando cuidados directos y apoyando a enfermeras y médicos en sus tareas. Aunque a menudo su papel se percibe como complementario, en realidad es **fundamental** para mantener el **equilibrio** y la **eficacia** del equipo asistencial, garantizando tanto la calidad de los cuidados prestados como el bienestar de los pacientes.

1. El vínculo directo con el paciente

Los auxiliares suelen ser los que más tiempo pasan con los pacientes. Participan en los cuidados básicos, como la higiene, la alimentación, la movilización y el confort del paciente. Esta proximidad les permite desempeñar un papel crucial en la **observación continua** del estado del paciente.

Observación y detección precoz

Gracias a su **presencia constante** con los pacientes, los auxiliares de cuidados son a menudo los primeros en notar cambios sutiles en su estado. Pueden detectar signos precoces de deterioro, como cambios en la respiración, agitación o signos de dolor. Estas **valiosas observaciones clínicas** son esenciales para prevenir complicaciones e informar rápidamente al equipo médico o de enfermería, facilitando así una atención rápida y adecuada.

Apoyo y relación de confianza

Los auxiliares asistenciales **establecen relaciones de confianza** con los pacientes y se ocupan de sus necesidades cotidianas. Esto crea un entorno en el que el paciente se siente seguro, escuchado y respetado. Este **vínculo emocional** ayuda a humanizar los cuidados en entornos que a menudo se perciben como muy técnicos, como los cuidados intensivos, y contribuye al bienestar psicológico del paciente.

2. Apoyo esencial para las enfermeras

El auxiliar de enfermería trabaja en **estrecha colaboración con los enfermeros**, facilitando el buen funcionamiento de los cuidados. Esta complementariedad permite repartir eficazmente las tareas dentro del equipo asistencial, garantizando una atención óptima y sin fisuras.

Delegación de tareas técnicas

Al delegar ciertas tareas en el auxiliar asistencial, como los cuidados higiénicos, la alimentación y la movilización de los pacientes, los enfermeros pueden concentrarse en los aspectos más técnicos y especializados de los cuidados, como la administración de medicación, la gestión de dispositivos médicos y la realización de un seguimiento clínico en profundidad. Este **reparto de responsabilidades** optimiza la eficacia de los cuidados y permite una mejor gestión del tiempo, sobre todo en salas con gran carga de trabajo.

Colaborar estrechamente y transmitir información

Los auxiliares de cuidados también desempeñan un papel importante en la **transmisión de información** a enfermeras y médicos. Al comunicar observaciones sobre el estado del paciente o cambios de comportamiento, permiten al equipo asistencial tomar decisiones con conocimiento de causa y reaccionar con rapidez en caso necesario. Esta **colaboración activa** mejora la calidad de la asistencia y la seguridad del paciente.

3. Contribución a la organización y funcionamiento de la unidad

Además de prestar cuidados directos, los auxiliares de enfermería contribuyen **al buen funcionamiento organizativo** de la unidad de cuidados intensivos. Participan en la gestión del entorno asistencial, garantizando la higiene, la disponibilidad de equipos y la logística diaria.

Gestión de los equipos y del entorno asistencial

Los auxiliares sanitarios se encargan de **preparar, almacenar y desinfectar** el material médico utilizado en los cuidados rutinarios. Esto incluye la comprobación y el mantenimiento de camas, bombas de infusión y carros de cuidados, así como la gestión de las existencias de suministros. Esta función es esencial para mantener un entorno **seguro y eficiente** para los pacientes y el equipo asistencial, sobre todo en situaciones en las que la rapidez y la organización son cruciales.

Higiene y prevención de infecciones

Los auxiliares sanitarios desempeñan un papel clave en la **prevención de infecciones**, garantizando una higiene rigurosa de los pacientes y su entorno inmediato. En cuidados intensivos, donde los pacientes son especialmente vulnerables a las infecciones nosocomiales, este papel es fundamental. El cumplimiento de los protocolos de **asepsia**, la desinfección de los productos sanitarios y la gestión de los residuos son tareas que contribuyen a limitar el riesgo de infección.

4. Apoyo emocional a pacientes y familiares

Debido a su estrecha relación con los pacientes, los auxiliares sanitarios son a menudo **una fuente de consuelo emocional** para los pacientes y sus familias. Su papel no se limita a los cuidados físicos; también proporcionan apoyo moral y psicológico en momentos que suelen ser angustiosos e inciertos.

Empatía con los pacientes

Los auxiliares sanitarios suelen desarrollar una relación **empática** con los pacientes, escuchándoles y apoyándoles en sus momentos de angustia. Al dedicar tiempo a hablar con los pacientes, tranquilizarlos y responder a sus necesidades cotidianas de forma afectuosa, contribuyen **a humanizar la asistencia** y mejorar el bienestar de las personas hospitalizadas, sobre todo en entornos como los cuidados intensivos, donde el estrés y la ansiedad son habituales.

Apoyo a las familias

Los asistentes sanitarios también pueden proporcionar **apoyo moral a los familiares** de los pacientes. Respondiendo a sus preguntas, facilitándoles información práctica u ofreciéndoles apoyo en momentos críticos, como los cuidados al final de la vida, ayudan a **aliviar la carga emocional de** los familiares. Esto es especialmente importante en cuidados intensivos, donde las familias pueden enfrentarse a decisiones difíciles y momentos de gran incertidumbre.

5. Contribuir al trabajo en equipo y a la cohesión

Los auxiliares asistenciales son **miembros integrales del equipo asistencial,** y su contribución va mucho más allá de los cuidados básicos. Desempeñan un papel activo en la **cohesión** del equipo fomentando una buena comunicación, colaborando con todos los miembros del equipo y velando por que los pacientes reciban una atención fluida y eficaz.

Apoyo en periodos de gran carga de trabajo

En momentos de sobrecarga de trabajo, como durante las urgencias o cuando se intensifican los cuidados, los auxiliares de cuidados desempeñan un papel crucial ayudando a **descargar a los enfermeros** de ciertas tareas, lo que les permite concentrarse en los cuidados técnicos o prioritarios. Su presencia proporciona un apoyo operativo directo que permite al equipo funcionar con mayor fluidez y capacidad de respuesta.

Reforzar la solidaridad del equipo

Al colaborar con enfermeras, médicos, fisioterapeutas y otros profesionales sanitarios, los auxiliares de cuidados fomentan **la solidaridad** dentro del equipo. El trabajo en equipo es fundamental en cuidados intensivos, donde cada minuto cuenta y la colaboración es esencial para garantizar unos cuidados rápidos y eficaces. Los auxiliares sanitarios participan activamente en esta dinámica, actuando **como eslabón** del equipo y mejorando la calidad global de los cuidados.

- Animar a las generaciones más jóvenes a formarse y desarrollarse en esta especialidad exigente y gratificante.

Animar a **las generaciones más jóvenes** a formarse y desarrollarse en la profesión de asistente de cuidados, especialmente en cuidados intensivos, es crucial para asegurar el futuro de esta profesión, que es una parte fundamental del sistema sanitario. Aunque esta profesión se percibe a menudo como exigente, también es extremadamente gratificante en términos humanos y profesionales. He aquí cómo inspirar y motivar a los jóvenes para que elijan este camino y se desarrollen en esta especialidad.

1. Destacar el valor humano de la profesión

Uno de los factores clave para atraer a las nuevas generaciones a la profesión de enfermero es destacar **el valor humano** del trabajo. Los auxiliares sanitarios, sobre todo en cuidados intensivos, desempeñan un papel fundamental en la vida de los pacientes, a menudo en momentos críticos. No sólo proporcionan cuidados físicos, sino también un apoyo moral y emocional esencial.

- **Impacto directo en los pacientes**: La profesión de enfermero ofrece la oportunidad de **tener un impacto directo e inmediato en** la calidad de vida de los pacientes. Hay que animar a los jóvenes a que vean esto como una fuente de orgullo y recompensa. Estar al lado de alguien que atraviesa una fase difícil de su vida, ya sea una enfermedad o una convalecencia**, es un acto profundamente humano** y gratificante.

- **Una profesión de contacto**: para quienes disfrutan **trabajando con los demás** y construyendo relaciones humanas, esta profesión ofrece muchas oportunidades de forjar vínculos con los pacientes y sus familias. Las relaciones están en el corazón de esta profesión, que suele ser uno de los aspectos más gratificantes.

2. Destacar las competencias adquiridas y los conocimientos desarrollados

Aunque la imagen del auxiliar de cuidados suele asociarse a tareas prácticas y cotidianas, es importante mostrar a los jóvenes que esta profesión también desarrolla valiosas **competencias técnicas y clínicas**, sobre todo en cuidados intensivos, donde la pericia y la capacidad de reacción son esenciales.

- **Desarrollo de competencias técnicas**: en cuidados intensivos, los auxiliares de cuidados trabajan en un entorno altamente medicalizado, donde adquieren **competencias técnicas** específicas relacionadas con el uso de equipos médicos, los cuidados complejos y la monitorización de pacientes críticos. Estas competencias pueden ser **un trampolín hacia otras especialidades** o trayectorias profesionales, como la formación complementaria para convertirse en enfermero.

• **Observación clínica**: Los jóvenes deben comprender que, aunque no son responsables de prescribir o administrar medicación, desempeñan un papel esencial en el **seguimiento clínico de** los pacientes. Su capacidad para detectar cambios sutiles en un paciente, ya sea un cambio de comportamiento, signos de dolor o alteraciones de las constantes vitales, es una habilidad clave, sobre todo en cuidados intensivos.

3. Promover la progresión profesional y las oportunidades de desarrollo

Es esencial mostrar a los jóvenes que ser auxiliar de cuidados no es un fin en sí mismo, sino una **puerta de entrada a muchas otras oportunidades** en el ámbito sanitario. La trayectoria profesional de un auxiliar de cuidados puede evolucionar a través de la formación continua, lo que permite a los jóvenes mejorar sus competencias y alcanzar objetivos profesionales más ambiciosos.

• **Formación continua**: Una amplia gama de cursos de formación permite a los auxiliares de cuidados pasar a puestos más especializados o adquirir nuevas competencias, como el cuidado de ancianos, el tratamiento del dolor o la rehabilitación funcional. Estas especializaciones no solo te permiten perfeccionar tus competencias en un campo específico, sino también **diversificar tu trayectoria** profesional.

- **Progresión a otras profesiones**: Ser auxiliar de enfermería también puede ser **un trampolín para convertirse en enfermero**, ejecutivo sanitario o formador. Cada vez son más los auxiliares de enfermería que optan por cambiar de profesión y volver a estudiar para ser enfermeros o apuntarse a programas de formación acelerada.

4. Valorar el trabajo en equipo y la pertenencia a un grupo

El trabajo de un auxiliar de cuidados intensivos implica una **colaboración multidisciplinar**, trabajando junto a enfermeros, médicos, fisioterapeutas y muchos otros profesionales. Para las generaciones más jóvenes, que valoran cada vez más el **trabajo en colaboración**, es importante hacer hincapié en el aspecto de **equipo** de esta profesión.

- **Formar parte de un equipo asistencial**: Hay que concienciar a los jóvenes de que los asistentes sanitarios son parte integrante **del equipo asistencial** y contribuyen activamente a la atención al paciente. Esta **solidaridad** entre profesionales sanitarios es un factor de motivación para quienes disfrutan con el trabajo en equipo y la colaboración.

- **Responsabilidad compartida**: En cuidados intensivos, cada miembro del equipo tiene un papel crucial que desempeñar. Trabajar como auxiliar de enfermería en este entorno permite **desarrollar un fuerte sentido de la responsabilidad**, porque cada acción cuenta para la supervivencia y el bienestar del paciente. Esta noción de responsabilidad compartida contribuye **a la realización profesional**, al dar un sentido profundo al trabajo diario.

5. Demuestra que es un trabajo en el que marcas la diferencia

Muchos jóvenes buscan una profesión que tenga un **impacto positivo en la sociedad**. Como auxiliar asistencial, estás en el corazón del sistema sanitario, contribuyendo directamente a mejorar la vida de los demás, a menudo en los momentos más críticos de sus vidas.

- **Marcar la diferencia en la vida de los demás**: cada día, un auxiliar de cuidados intensivos ayuda a aliviar el sufrimiento, favorece la recuperación o proporciona un final de vida digno. Este **impacto tangible** en los pacientes es uno de los aspectos más gratificantes de la profesión. Los jóvenes deben comprender que, al elegir este camino, pueden **marcar una diferencia real en** la vida de los demás, y esta satisfacción personal tiene un valor incalculable.

- **Historias inspiradoras**: Compartir **testimonios de asistentes experimentados** que hablen de su experiencia, su trayectoria y los momentos de satisfacción que han vivido puede ser muy motivador para los jóvenes que están pensando en dedicarse a esta profesión. Las historias de cómo ayudaron a un paciente a superar una enfermedad o le proporcionaron consuelo al final de la vida pueden inspirar nuevas vocaciones.

6. Ofrecer prácticas y períodos de prácticas para descubrir la realidad de la profesión.

Las generaciones más jóvenes suelen apreciar la oportunidad de **experimentar una profesión antes de comprometerse de lleno**. Ofrecer **prácticas** o **inmersiones** en departamentos hospitalarios, sobre todo de cuidados intensivos, es una forma excelente de darles a conocer la realidad de la profesión enfermera.

- **Experiencia práctica**: las prácticas permiten a los jóvenes ver de primera mano cómo es trabajar en cuidados intensivos, comprender los retos y recompensas del día a día y proyectarse en esta carrera. La experiencia práctica puede ser a menudo más convincente que las explicaciones teóricas.

- **Tutoría**: Además de las prácticas, los jóvenes pueden beneficiarse de la **tutoría** de auxiliares de cuidados con experiencia que pueden orientarles, responder a sus preguntas y compartir su pasión por la profesión.

- Abrir perspectivas sobre la evolución futura de la profesión.

La profesión de asistente de cuidados, aunque arraigada en prácticas fundamentales y humanas, está en constante evolución. **Las perspectivas de futuro** de esta profesión vienen determinadas por una serie de factores: la evolución de las necesidades de salud pública, los avances tecnológicos, la creciente demanda de cuidados personalizados y la necesidad de reforzar el apoyo a los equipos asistenciales. He aquí algunas vías de evolución de la profesión de auxiliar de enfermería, que no sólo podrían mejorar la calidad de los cuidados, sino también ofrecer a los auxiliares de enfermería **nuevas oportunidades de desarrollo profesional**.

1. Mejora de las competencias y especialización

Una de las principales formas en que está cambiando la profesión de enfermería es mediante la **mejora de las competencias** y la **especialización** en áreas específicas de los cuidados, con el fin de satisfacer las necesidades cada vez más complejas de los pacientes.

Desarrollo de competencias avanzadas

La evolución de la asistencia sanitaria, con pacientes más frágiles y a menudo polipatológicos, requiere auxiliares de asistencia capaces de adquirir y aplicar **competencias avanzadas**. Podríamos asistir a la aparición de programas de formación específicos que permitan a los asistentes sanitarios especializarse en determinados ámbitos, como :

- **Cuidados paliativos**: El cuidado de los pacientes al final de la vida requiere una atención especial a los aspectos emocionales y físicos de los cuidados. La especialización en cuidados paliativos permitiría a los auxiliares de enfermería ofrecer una mayor experiencia en el cuidado de estos pacientes.
- **Geriatría**: A medida que la población envejece, las enfermeras especializadas en geriatría desempeñarán un papel central en el tratamiento de pacientes de edad avanzada, con discapacidades múltiples o que padecen enfermedades crónicas.
- **Cuidados intensivos y reanimación**: Los auxiliares de cuidados intensivos podrían recibir más formación en tecnologías de monitorización de pacientes críticos, así como en cuidados técnicos complejos, para reforzar su papel dentro de los equipos multidisciplinares.

Certificación y reconocimiento de especialidades

Estas especializaciones podrían ser **reconocidas por una certificación oficial, lo** que permitiría a los asistentes adquirir cualificaciones adicionales. Este reconocimiento oficial, en forma de diplomas o cursos de formación continua, proporcionaría a los asistentes un **marco de desarrollo profesional** y reforzaría su papel dentro de los equipos asistenciales.

2. Integración de nuevas tecnologías

Las tecnologías sanitarias desempeñan un papel cada vez más importante en el entorno hospitalario, y los auxiliares de enfermería no van a quedarse atrás en esta transformación. La integración de las nuevas tecnologías ofrece numerosas posibilidades de enriquecer la profesión enfermera, mejorando al mismo tiempo la calidad de los cuidados.

Uso de dispositivos médicos inteligentes

El auge de la inteligencia artificial y los dispositivos médicos conectados, como sensores para controlar las constantes vitales y sistemas de alarma predictivos, está abriendo nuevas posibilidades a los asistentes sanitarios. En cuidados intensivos, estas tecnologías pueden alertar a los equipos asistenciales de un cambio sutil en el estado de un paciente antes de que se vuelva crítico.

Los auxiliares asistenciales podrían formarse en el uso de estas tecnologías, no sólo para mejorar el **seguimiento de** los pacientes, sino también para colaborar mejor con enfermeros y médicos proporcionándoles **datos precisos y actualizados** sobre su estado.

Robotización y asistencia

La robotización y el uso de herramientas de asistencia, como los exoesqueletos para ayudar a movilizar a los pacientes o la robótica blanda para facilitar el aseo o la higiene, podrían reducir la carga de trabajo físico de los auxiliares asistenciales. Ello aliviaría al personal asistencial de las tareas más exigentes desde el punto de vista físico y reduciría el riesgo de lesiones musculoesqueléticas, al tiempo que garantizaría un cuidado más ergonómico de los pacientes.

Digitalización de la asistencia y telemedicina

Los auxiliares asistenciales también podrían desempeñar un papel clave en el seguimiento de los pacientes a través de herramientas de **monitorización remota** o **aplicaciones móviles** dedicadas a la salud. La gestión de **historiales digitales de los pacientes** y el uso de plataformas de comunicación seguras permitirían a los asistentes desempeñar un papel más activo en el itinerario asistencial digital.

3. Progresión hacia una mayor responsabilidad

A medida que los sistemas sanitarios evolucionen y la atención sea cada vez más compleja, el papel de los asistentes sanitarios podría ampliarse para incluir más responsabilidades en determinadas áreas, como **la coordinación de la atención** o la **gestión de pacientes crónicos**.

Delegación de tareas por parte de los enfermeros

En determinadas estructuras sanitarias, los auxiliares de cuidados podrían delegar tareas actualmente reservadas a los enfermeros, siempre que reciban **una formación específica**. Por ejemplo, las tareas técnicas sencillas, como tomar las constantes vitales de los pacientes o ayudar en los cuidados más técnicos, podrían confiarse más a los auxiliares de cuidados, para permitir una mejor distribución de las tareas dentro de los equipos asistenciales.

Atención domiciliaria

Con el desarrollo de la asistencia domiciliaria a ancianos y enfermos crónicos, los auxiliares asistenciales podrían desempeñar un papel cada vez más importante en la **coordinación de la asistencia domiciliaria**, en colaboración con los equipos médicos. Podrían **realizar un seguimiento continuo de los pacientes** fuera del entorno hospitalario, garantizando que los cuidados se llevan a cabo correctamente, que se cumplen los tratamientos y que se controlan los cambios en el estado del paciente.

4. Reconocimiento y mejora de la profesión

Una de las expectativas de futuro de los auxiliares asistenciales es un mayor **reconocimiento** profesional y **de** su profesión. El papel crucial que desempeñan en la cadena asistencial exige que se les reconozca de varias maneras.

Mejorar las condiciones de trabajo

El trabajo de auxiliar de cuidados, especialmente en cuidados intensivos, puede ser física y emocionalmente exigente. Por lo tanto, es esencial que la evolución futura de la profesión incluya una mejora de las **condiciones de trabajo**, con un mejor equilibrio entre la carga de trabajo física y mental y herramientas adecuadas para prevenir el agotamiento.

Mejora salarial y de estatus

Otro aspecto del reconocimiento es la **retribución**. Los asistentes sanitarios deben recibir una remuneración acorde con las responsabilidades y la complejidad de los cuidados que prestan, sobre todo cuando se especializan en áreas técnicas o delicadas como cuidados intensivos, urgencias o geriatría.

Promover la imagen de la profesión

Por último, la imagen de la profesión de asistente de cuidados debe cambiar para reflejar mejor la realidad de esta profesión: un trabajo exigente pero gratificante que requiere **competencias técnicas** y mucha **empatía**. Podrían ponerse en marcha campañas de comunicación y sensibilización dirigidas al público en general y a las generaciones más jóvenes para promover esta imagen positiva de la profesión y atraer nuevas vocaciones.

5. Integrar una mayor dimensión ética y relacional

A medida que evolucione la profesión, es probable que se otorgue a los auxiliares de cuidados un papel aún más importante en el **apoyo ético** y la **relación humana** con los pacientes.

Apoyo al final de la vida

Los auxiliares asistenciales, que ya están en el centro de la atención al paciente, podrían recibir más formación e implicarse en **las decisiones éticas** relativas al final de la vida, sobre todo en cuidados paliativos. Su estrecha relación con los pacientes les permite desempeñar un papel clave en **el apoyo emocional** y facilitar la comunicación con la familia.

Formación en comunicación y relaciones de ayuda

Las habilidades interpersonales de los auxiliares asistenciales serán aún más importantes a medida que evolucione la profesión. Podría incorporarse al plan de estudios una mayor formación en **comunicación** y habilidades **interpersonales**, lo que permitiría a los auxiliares de cuidados ofrecer a los pacientes una atención aún más personalizada y humana.

www.ingramcontent.com/pod-product-compliance
Lightning Source LLC
Chambersburg PA
CBHW072138290526
45794CB00004B/1364